药物相关性消化道病变

日本《胃与肠》编委会　编著

《胃与肠》翻译委员会　译

辽宁科学技术出版社

·沈阳·

Authorized translation from the Japanese Journal, entitled
胃と腸　第55巻 第7号
薬剤関連消化管病変のトピックス
ISSN：0536-2180
編集：「胃と腸」編集委員会
協力：早期胃癌研究会

Published by Igaku-Shoin LTD., Tokyo Copyright © 2020

© 2023辽宁科学技术出版社
著作权合同登记号：第06-2021-225号。

图书在版编目（CIP）数据

药物相关性消化道病变/日本《胃与肠》编委会编著；《胃与肠》翻译委员会译. —沈阳：辽宁科学技术出版社，2023.3

ISBN 978-7-5591-2918-5

Ⅰ.①药…　Ⅱ.①日…　②胃…　Ⅲ.①消化系统疾病—药源性疾病—研究　Ⅳ.① R57

中国国家版本馆CIP数据核字（2023）第034517号

出版发行：辽宁科学技术出版社
　　　　　（地址：沈阳市和平区十一纬路25号　邮编：110003）
印 刷 者：辽宁新华印务有限公司
经 销 者：各地新华书店
幅面尺寸：182 mm×257 mm
印　　张：6
字　　数：140千字
出版时间：2023 年 3 月第 1 版
印刷时间：2023 年 3 月第 1 次印刷
责任编辑：卢山秀
封面设计：袁　舒
版式设计：袁　舒
责任校对：黄跃成

书　　号：ISBN 978-7-5591-2918-5
定　　价：98.00元

编辑电话：024-23284354
E-mail：lkbjlsx@163.com
邮购热线：024-23284502
《胃与肠》官方微信 15640547725

目　录

小肠平滑肌肉瘤 1 例

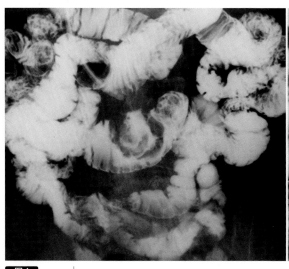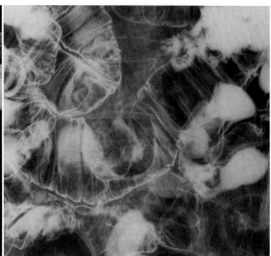

图1　a｜b

患者

60 多岁，女性。

现病史

黑便，倦怠感，呼吸困难，到附近医院就诊，发现 Hb 6.3g/dL，严重贫血。上、下消化道内镜检查未发现出血源，怀疑小肠出血，被转诊到笔者所在科室。

小肠双重造影结果

在上段空肠发现黏膜下肿瘤（submucosal tumor，SMT）样隆起型病变。隆起中心形成一个深而大的溃疡，溃疡底部明显不平。口侧肠道没有扩张（图1）。

气囊小肠镜检查结果

空肠上段可见 SMT 样隆起，溃疡深大，溃疡底不平（图2）。在病灶周边的隆起上也发现了小溃疡（图3）。

治疗过程

溃疡边缘活检怀疑是平滑肌肉瘤或去分化脂肪肉瘤，因此行剖腹探查 + 部分小肠切除术。

组织病理学发现

病变主要在肠管内生长，溃疡内部凹凸不平，也可见粗大结节样表现（图4）。

在切面观察到白色实体性肿瘤（图5）。在 HE 染色中，可观察到异型细胞从卵圆形到

长末 智宽[1]　冈本 康治　保利 喜史[2]　川床 慎一郎　藤原 美奈子[3]　鸟巢 刚弘[1]
森山 智彦[4]

[1] 九州大学大学院医学研究院病態機能内科学　　[2] 九州大学大学院医学研究院形態機能病理学
[3] 九州医療センター病理部　　[4] 九州大学病院国際医療部

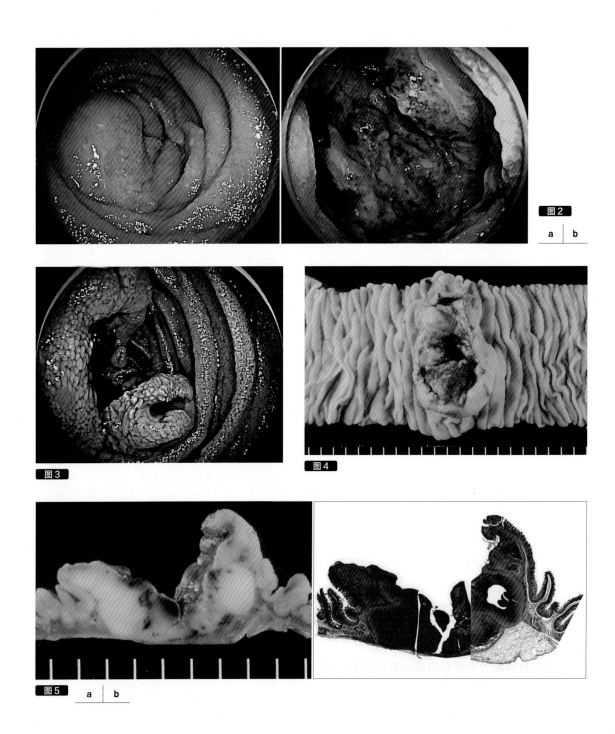

图2 a b

图3

图4

图5 a b

纺锤形和多边形形成束状增殖。免疫组织化学染色显示 α-SMA 呈弥漫性阳性，c-kit 和DOG-1 呈阴性，MIB-1 指数为 40%，诊断为平滑肌肉瘤（**图6**）。

总结

　　过去，大多数胃肠道发生的间叶性肿瘤来源于平滑肌细胞，并被分为平滑肌瘤和平滑肌肉瘤。然而，自从胃肠道间质瘤（gastrointestinal stromal tumor，GIST）的概念在 1998 年被确

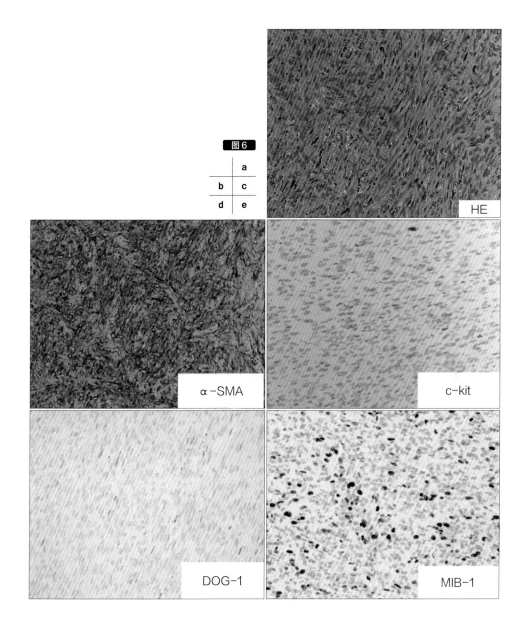

图6

	a	
b	c	
d	e	

HE

α-SMA

c-kit

DOG-1

MIB-1

定，大多数诊断为平滑肌肉瘤的肿瘤被发现夹杂Cajal细胞被证实为GIST。此后，日本仅报道了13例小肠平滑肌肉瘤，现在小肠平滑肌肉瘤被认为是一种非常罕见的肿瘤。

几乎没有关于小肠平滑肌肉瘤形态学的报道。然而，它是与GIST相鉴别非常重要的病变。本例与GIST相比溃疡和SMT隆起成分比例更高，溃疡底部凹凸不平更加明显。先前报道的许多病例都表现出相似的形态，表明上述发现可能是小肠平滑肌肉瘤的形态特征。但高危GIST也有类似发现，所以有时也不易区分。

（2019年7月早期胃癌研讨会病例）

参考文献

[1]Miettinen M, Makhlouf H, Sobin LH, et al. Gastrointestinal stromal tumors of the jejunum and ileum: a clinicopathologic, immunohistochemical, and molecular genetic study of 906 cases before imatinib with long-term follow-up. Am J Surg Pathol 30: 477-489, 2006.

[2]藤田淳也，花田正人，清水潤三，他. 消化管原発間葉系腫瘍88例の臨床病理学的検討. 日臨外会誌 68: 279-285, 2007.

药物相关性消化道病变的现状

清水 诚治 [1]

[1] 大阪鉄道病院消化器内科　〒 545−0053 大阪市阿倍野区松崎町 1 丁目 2−22
E−mail : shimizus@oregano.ocn.ne.jp

关键词　**药物相关性消化道病变　致病药物　因果关系**

本书的主题是"药物相关性消化道病变"，比起"药物性消化道障碍"，将对象缩小为器质性病变内容上。病变形成的机制大致分为过敏性和非过敏性，后者包括直接细胞毒性作用、抑制前列腺素合成、缺血（血栓 / 栓塞、血管痉挛、血管内皮损伤）、凝血障碍、黏膜透过性增加、物质沉积、肠道菌群变化、平滑肌和神经丛引起的胃肠道运动功能障碍、免疫功能的降低 / 增强、pH/ 渗透压的变化以及内压升高和肿瘤缩窄等各种机制。

是否形成病变取决于宿主因素（年龄、性别、遗传因素、免疫功能、基础疾病等）和药物因素（种类、数量、持续时间、并用药物等）。若从药物暴露到发病时间接近，发生概率高，则容易推定因果关系，否则就很难注意到中间关联性。大量流行病学报告称，有许多药物会增加患炎症性肠病（inflammatory bowel disease，IBD）的风险，但这不太可能是一个直接因素。虽然认为存在"一刮风，木桶店就大赚"连锁反应式因果关系所导致的病态，但关联性在多大程度上与药物有关，尚未明确。在流行病学中，一致性（consistency）、强度（strength）、特异性（specificity）、时间性（temporal relationship）和连贯性（coherence）等已被强调为考虑因果关系的标准。例如非甾体抗炎药（nonsteroidal anti−inflammatory drugs，

NSAIDs）诱发的肠炎的临床诊断标准：①发病前有用药史；②否认感染性肠炎；③停药后病情改善；④无抗菌药物使用史；⑤无组织病理学特异性发现。虽然在伦理上不允许进行有意图的再给药试验，但在某些情况下，无意中再给药可发现其中因果关系。发病前用药被认为是怀疑病变与用药关系不可缺少的事项，但如果只将时间顺序放在首位，就有陷入此谬误的风险。另外，关于仅通过中止药物就能改善病变来判定，对于曾出现严重的艰难梭菌感染（Clostridioides difficile infection，CDI）等情况也不适用，如因免疫检查点抑制剂引起的免疫相关不良反应（immune−related adverse events，irAE）中，病灶可获得自主权（即使停药后病变仍然存在）。综上，因此有必要重新考虑确定病变是否与药物有关的判断标准。

接下来总述一下本书是如何报道与药物相关的胃肠道病变的。最初的病例报告是 1977 年的《假膜性肠炎临床经验 1 例》，其中对该病的病因进行了多方面的讨论，反映了当时的时代背景。直到 1978 年才确定艰难梭菌 Clostridium difficile 为致病菌，于 1983 年出版的《急性肠炎（1）主要由抗生素引起的大肠炎》中，对假膜性肠炎和急性出血性大肠炎进行了多方面的论述。

1985 年，日本人口结构中老年人（65 岁

表1 药物相关性消化道病变的致病药物

病变	致病药物
（重度）口腔炎、口腔溃疡	【抗肿瘤药】氟尿嘧啶、卡培他滨、替加氟、S-1、依西美坦、多西他赛、阿扎胞苷、伊达比星、多柔比星、吉妥珠单抗奥佐米星、mTOR抑制剂（依维莫司）【其他】亚叶酸、左亚叶酸、尼可地尔（口腔溃疡、舌溃疡）
上消化道疾病	双膦酸盐制剂
出血性食管溃疡	奈韦拉平
食管念珠菌病	马拉维罗克
严重呕吐导致食管破裂	卡巴拉汀
消化性溃疡（恶心）、胃十二指肠溃疡（复发）、胃溃疡（复发、十二指肠穿孔性溃疡、出血性胃溃疡	皮质类固醇、非甾体抗炎药、阿司匹林、阿克他利（actarit）、柳氮磺胺吡啶、依格莫德、顺铂、表柔比星（肝内给药时）、氨柔比星、EGFR酪氨酸激酶抑制剂（阿法替尼）、顺式胺、阿普雷酮、依替德罗酸、阿仑膦酸、伊普膦酸、噻氯匹定、同顺噻唑利巴韦林、溴隐亭、利巴斯的明、地拉罗司、维替泊芬、左旋多巴、米托坦、油酸单乙醇胺、司来吉兰、吡格列酮、阿法替尼、亚磷酸酯
胃窦血管扩张症	BCR-ABL抑制剂（伊马替尼）
结肠炎	环丙沙星、克林霉素、抗PD-1抗体（nivolumab、pembrolizumab、avelumab、atezolizumab、durvalumab）、抗CTLA-4抗体（ipilimumab）、甲芬那酸、紫普酸、美洛昔康【其他】紫杉醇、美洛西康
重度肠炎	【抗肿瘤药】利福平、替加氟、多西氟尿苷、卡培他滨、S-1、紫杉醇、顺铂、卡巴他赛、伊立替康【其他】亚叶酸、雷沃亚叶酸、沃诺拉赞
出血性（大）肠炎	【抗菌药物】（阿莫西林、巴伐西林、头孢卡宾（cefcapene）、四环素（米诺环素）、链霉素）、噁唑烷酮、甲硝唑、大环内酯（克拉霉素、洛红霉素、阿奇霉素、四环素【其他】氟芬那酸、扎托洛芬、阿西特利（actalit）、奥司他韦、甲氨蝶呤、卡铂、索拉非尼
假膜性肠炎、艰难梭菌（Clostridium difficile）感染	【抗菌药物】青霉素、头孢菌素、碳青霉烯、青霉胺、糖肽（万古霉素）、脂肽、糖肽（胆利福林）、磷霉素、大环内酯、四环素、噁唑烷酮、酮、链霉素、氯霉素、新喹诺酮、ST合剂、多肽（胆利福林）、氟康唑【其他】卡铂、沃诺拉赞
直肠出血	马拉维罗克
缺血性（大）肠炎	奥司他韦、多西紫杉醇、索拉非尼、雷莫司琼、匹可硫酸盐、口服肠道冲洗液、干扰素α、利巴韦林、司维拉姆、双氟沙星
肠系膜上动脉闭塞	链球菌类抗生素
非阻塞性肠系膜缺血	地高辛
坏死性肠炎	甲氨蝶呤、布洛芬、多沙普兰、无水咖啡因
溃疡性结肠炎	消炎痛、布洛芬
炎症性肠病	抗IL-17A抗体（苏金单抗、ixekizumab）
肛门溃疡	尼可地尔
肠气囊肿症	伏格列波糖*、米格列醇*
憩室炎	司维拉姆
特发性肠系膜静脉硬化	黄连解毒汤、茵陈蒿汤、温清饮、加味归脾汤、逍遥散、荆芥连翘汤、五淋散、柴胡清肝汤、栀子柏皮汤、辛夷清肺汤、清上防风汤、清肺汤、防风通圣散、龙胆泻肝汤

不良反应	药物
直肠溃疡、直肠狭窄、直肠阴道瘘	硫糖铝钾
消化道出血、胃肠出血	利福布汀，肌苷酸，环磷酰胺，替加氟，S-1，氟达拉滨，克拉屈滨，左亚叶酸，holinate，结合素，紫杉醇，多西他赛，卡培他滨，顺铂，伊立替康，伊马替尼，长春新碱，长春碱，EGFR酪氨酸酶抑制剂（吉非替尼，厄洛替尼，阿法替尼），咪唑利宾，霉酚酸酯，皮质类固醇，地塞米松，米托坦，半胱胺，伊马利黄酮，抗凝血酶α，干扰素β，干扰素α，替格瑞洛，氯吡格雷，阿替普酶，尿激酶，血栓调节素α，前列环素，紫碱，多沙普兰，干扰素α，利伐韦林，溴隐亭，fasdil，西那卡塞，司维拉姆，联苯菊酯，地拉西洛，碘化罂粟油脂防酸乙酯
消化道溃疡	氟尿嘧啶，替加氟，S-1，左亚叶酸，亚叶酸，吗替立宾，紫杉醇，多西他赛，卡铂，EGFR酪氨酸酶磷酸激酶抑制剂（吉非替尼，厄洛替尼，索拉非尼），咪唑立宾，皮质类固醇，非甾体抗炎药，尼可兰，聚乙二醇干扰素α-2b（小肠），利巴韦林（小肠），西那卡塞，司维拉姆，碳酸镧，联苯吡啶酸盐，聚苯乙烯（大肠）
胃肠（肠）穿孔/瘘管	【抗肿瘤药】S-1，长春新碱，长春碱，伊立替康，抗VEGF抗体（贝伐单抗），抗VEGFR抗体（ramsylumab），抗CTLA-4抗体（ipilimumab），EGFR酪氨酸激酶抑制剂（吉非替尼，厄洛替尼，帕唑帕尼），BCR-ABL抑制剂（伊马替尼，尼罗替尼），FLT3/AXL抑制剂，VEGFR抑制剂（阿西替尼），索拉非尼，舒尼替尼，帕唑帕尼，瑞戈非尼，凡德他尼，乐伐替尼），ALK抑制剂（卡非佐米），mTOR抑制剂（替西罗莫司） 【其他】阿柏西普β，沙利度胺，来那度胺，吗替麦考酚酯，皮质类抗炎药，非甾体抗炎药（柳氮磺吡啶），IL-6抑制剂（托珠单抗，sarilumab），JAK抑制剂（托法替尼，佩非替尼），油酸单乙醇胺，氨氯地平，抗纤维化药物（尼达尼布），匹可硫酸钠，口腔肠道冲洗液，双氟沙星，聚苯乙烯，碳酸镧，地拉罗司，硫酸钡
消化道坏死	紫杉醇，多西他赛，卡铂，布洛芬
胃肠道梗阻 胃肠道狭窄	抗CD20抗体（利妥昔单抗），皮质类固醇，氯化钾制剂，毛果芸香碱，双氯芬酸，吲哚美辛，洛索洛芬
肠梗阻、肠（管）梗阻（样症状）	环磷酰胺，长春新碱，长春碱，伊立替康，卡铂，多西他赛，蛋白酶体抑制剂（硼替佐米），吗替麦考酚酯，吗替麦考酚酯，紫杉醇，多西他赛，DPP-4抑制剂（利拉鲁肽，艾塞那肽），GLP-1抑制剂，丹曲林，美沙拉嗪，联苯乙烯烷酮，酚妥拉明，他克莫司，α-葡萄糖苷酶抑制剂，severamar，碳酸镧，美沙拉嗪，培高利特，丹曲林，美沙拉嗪，联苯吡啶酸盐，口服灌肠药，匹可硫酸钠，洛哌丁胺，匹可硫酸钠，oxypertin，三环类镇痛药
麻痹性肠梗阻	抗CMV药物（膦甲酸），长春地辛，长春新碱，卡铂，5-羟色胺多巴胺阻滞剂（SDA），多受体作用抗精神病药（MARTA），多巴胺受体部分激动剂（DPA），佐替平，氯卡拉明，曲唑酮，河片类镇痛药，fasdil，丙咪嗪，奥布宁，丙哌维林 多巴胺，可待因，吩噻嗪，丁酰苯，舒托必利，尼卡地平，肼苯哒嗪，丙吡胺
（中毒性）巨结肠	洛哌丁胺，可待因，阿片类镇痛药
严重腹泻	雷贝司琼
重度腹泻	【抗肿瘤药】左旋肉碱，卡巴他赛，伊立替康，抗EGFR抗体（西妥昔单抗，帕尼单抗），抗PD-1抗体（nivolumab，pembrolizumab，avelumab，atezolizumab，durvalumab），抗CTLA-4抗体（伊匹单抗），EGFR酪氨酸激酶抑制剂（吉非替尼，厄洛替尼，达克替尼），多激酶抑制剂（凡德他尼），蛋白酶体抑制剂（ixazomib），ALK抑制剂（seritinib），CDK4/6抑制剂（avemaciclib），VEGF抑制剂（aflibercept beta），抗EGFR抗体（nesitumumab），组蛋白去乙酰化酶抑制剂（panobinostat） 【其他】吗替麦考酚酯，奥美沙坦，杜拉鲁肽，抗纤维化药物（尼达尼布），利那洛肽，纳曲酮，阿普司特

*: 其他副作用。

S-1: 奥替拉西钾/吉美嘧啶/替加氟联合用药；CTLA-4: cytotoxic T-lymphocyte-associated antigen 4; ST: sulfamethoxazole-trimethoprim; IL-17A: interleukin 17A; VEGF: vascular epidermal growth factor; BCR-ABL: breakpoint cluster region-Abelson; PD-1: programmed death receptor-1; VEGFR: vascular epidermal growth factor receptor-1; EGFR: 表皮生长因子受体；mTOR: 雷帕霉素靶蛋白；FLT3/AXL: fms-like tyrosine kinase 3/ a cute myeloid leukemia; ALK: anaplastic lymphoma kinase; DPP-4: dipeptidyl peptidase 4; GLP-1: glucagon-like peptide 1; CMV: cytomegalovirus; SDA: serotonin-dopamine antagonist; MARTA: multi-acting receptor targeted antipsychotic; DPA: dopamine partial agonist; CDK4/6: cyclin-dependent kinase 4/6。

及以上）的比例约为 10%，但在 2005 年就超过 20%。随着人口的快速老龄化，NSAIDs 的使用随着脑血管意外、缺血性心脏病和骨科疾病的发生率变化不断增加。2000 年出版的《药物性肠炎——近年专题》中，涵盖了抗菌药、NSAIDs（主要是对于结肠病变）、抗肿瘤药作为致病药物。2007 年出版了《非甾体抗炎药（NSAIDs）诱导的胃肠道病变》，2011 年出版了《NSAIDs 诱导的小肠病变》。2009 年，出版的《特发性肠系膜静脉硬化症——概念和临床治疗》中，当时被定性为特发性，但发现与服用含有栀子成分的中草药有很强的相关性，因此认为是药物引起的，并且已经在相关的说明书中描述了它是一种严重的副作用。2009 年 12 月，出版的《胶原性结肠炎的现状和新发现》中，广泛提升了对该疾病的认识，其中包括它与质子泵抑制剂（proton pump inhibitor，PPI）的关系。2016 年出版的《药物相关胃肠道病变》中，以 NSAIDs 引起的胃肠道病变为主线，提到了达比加群引起的食管炎和血管紧张素 Ⅱ 受体阻滞剂（angiotensin Ⅱ receptor blocker，ARB）引起的肠道疾病。

经过 4 年，出版了本书。从 20 世纪 90 年代后半期开始，以利妥昔单抗为代表的各种分子靶向药物接连登场，让人们切身感受到药物研发周期的加速。这次的主题主要包括基于免疫检查点抑制剂的 irAE，但随着各种分子靶向药物的出现，我们考虑有必要涵盖所有抗肿瘤药物。虽然青黛不是医药品，但其可用于治疗溃疡性结肠炎的有效性被重新认识，同时其有害现象也被明确，因此也被列入研究名单中。本书未全面地报道药物相关的胃肠道病变，而

是以既往主题为背景，聚焦新领域，尽可能减少与既往主题的重复。

为了全面了解日本的药物引起的胃肠道疾病（病变），我们通览了药物集中包含的说明书摘要（**表 1**）。制作了不良事件报告的集合，包括带问号的疾病名称（如溃疡性结肠炎等）。寻找与消化道有关的严重副作用，那些简单描述为"出血""血栓栓塞""易感染"等且指向不明确的项目除外。另外即使标记不同，但判断为具有相同病态的项目尽量归纳为共通项，但具有细微差别的项目，如"肠梗阻"和"麻痹性肠梗阻"等则分开单独罗列。而其他副作用如食欲不振、恶心、腹泻和便秘等在多数药物说明书中均有记载，因此这些也被排除在外。

根据上述方法制作表格的结果显示，我们对药物相关的胃肠道病变的认识与包装说明书中的描述存在差异。具体来说，胶原性结肠炎只是在各种 PPI 的说明书中被描述为其他副作用，而不是严重副作用，但考虑到其急腹症和肠穿孔等的报道，认为其严重程度被低估了。由 ARB 引起的口炎性腹泻样肠病被认为属"严重腹泻"，它仅作为一种症状被记载。此外，麻痹性肠梗阻和肠梗阻中含有多种引起假性肠梗阻的药物，达比加群所致的食管黏膜损伤也未见记载。含有栀子的所有中草药中都记载于特发性肠系膜静脉硬化，但其实在副作用产生方面，不同药剂存在着不同的温度差异。

即便是目前，整理大量的知识信息也并不容易，今后每当新药出现时，其副作用都会被添加到列表中。与药物相关的疾病是随时代变化最快的领域，需要经常更新。

药物相关性消化道病变的组织病理学特征

八尾隆史[1]

冈野 庄

竹田 努[2]

津山 翔[1]

山城 雄也

摘要●药物直接或间接作用引起的胃肠道疾病有多种，但胃肠道溃疡、胶原性结肠炎（NSAIDs）、胃息肉、胶原性结肠炎（PPI）、胃肠炎（抗癌药）、出血性胃肠炎、伪膜性肠炎（抗菌药）、胃肠道穿孔（聚磺苯乙烯）、感染（免疫抑制剂）、特发性肠系膜静脉硬化（中草药）、结肠黑变病（泻药）、碳酸镧沉积（高磷血症药）和食道溃疡（直接凝血酶抑制剂）是典型药物相关性消化道病变。最近，免疫相关性胃肠道损伤和PPI相关息肉受到了新的关注，其组织病理学特征也逐渐为人所知。药物相关性消化道病变的特别重要的组织病理学发现是：①隐窝增殖区上皮细胞凋亡小体的出现、②黏膜内嗜酸性粒细胞浸润、③上皮内T淋巴细胞浸润增加提示了特殊疾病的可能性，包括药物引起的疾病。除了这些发现外，在进行病理诊断时，还需要时刻注意有无各疾病特征性的组织病理学发现，这样即使仅是活检组织，也可以怀疑是药物性的可能。

关键词 药物相关性消化道病变 免疫检查点抑制剂 质子泵抑制剂 凋亡小体

[1] 顺天堂大学大学院医学研究科人体病理病態学
〒113-8421 東京都文京区本郷 2 丁目 1-1 E-mail : tyao@juntendo.ac.jp
[2] 顺天堂大学医学部消化器内科

前言

药物引起的胃肠道疾病种类繁多（**表1**）。许多曾在杂志上发表过，并显示出临床病理特征，新药引起的胃肠道疾病和更详细的病理状况最近得到了明确。

在本文中，我们将仅概述众所周知的药物相关胃肠道疾病，以及目前备受关注的免疫检查点抑制剂引起的消化道损伤的免疫相关不良反应（irAE）。另外，我们将详细解释最新的质子泵抑制剂（PPI）引起的胃黏膜损伤（特别是息肉）的病理特征研究结果。

药物相关性消化道病变的组织病理学特征

药物引起的胃肠道损伤包括：①药物本身毒性引起的直接上皮损伤；②过敏反应引起的上皮损伤；③血栓形成和血管痉挛导致的缺血性改变导致的继发性上皮损伤；④肠运动功能障碍引起的假性肠梗阻；⑤服用抗菌药后菌群变化引起的伪膜性肠炎；⑥服用免疫抑制剂引起的感染性疾病；⑦药物成分沉积等。临床上，

表1 药物及其相关的胃肠道疾病

药物	相关的胃肠道疾病
NSAIDs	胃肠道溃疡、胶原性结肠炎
PPI	胃息肉、胶原性结肠炎
抗癌药	胃肠炎
抗菌药	出血性胃肠炎、伪膜性肠炎
聚磺苯乙烯	胃肠道穿孔
免疫抑制药	感染
中草药	特发性肠系膜静脉硬化
泻药	结肠黑变病
高磷血症药	碳酸镧沉积
直接凝血酶抑制剂（达比加群）	食道溃疡

NSAIDs：非甾体抗炎药；PPI：质子泵抑制剂。

需要熟悉每种药物会诱发什么样的疾病，每当遇到可疑的疾病时，都要警惕是否与服用的药物有关。另外，对于一些疾病，根据活检组织的病理组织学特征，可以怀疑药物相关性因素，因此病理科医生也要充分理解这些特征，并进行病理诊断是很重要的。

药物相关性消化道病变的重要组织病理学特征包括：①隐窝增殖区上皮细胞凋亡小体的出现；②黏膜内嗜酸性粒细胞浸润；③上皮内T淋巴细胞浸润增加。尽管这些发现并不具体，但在观察到这些发现时，应始终牢记药物引起的损伤的可能性。当观察到隐窝增殖区上皮细胞出现凋亡小体时，从发生频率出发，首先考虑非甾体抗炎药（NSAIDs）的作用，但凋亡小体也见于其他药物、自身免疫性肠炎、无 γ-球蛋白血症、移植物抗宿主病（GVHD）等。黏膜内嗜酸性粒细胞浸润也见于药物相关的嗜酸性粒细胞胃肠病、寄生虫感染、过敏性疾病等，溃疡性结肠炎中除了淋巴细胞浸润外，嗜酸性粒细胞浸润也很明显。上皮内T淋巴细胞浸润是乳糜泻和淋巴细胞性结肠炎的特征性的重要发现。

在其他药物相关的胃肠道疾病中，腺上皮变性同时保留固有层，是抗癌药物〔特别是5-

氟尿嘧啶（5-FU）〕引起的胃肠道黏膜损伤的组织学变化。比较特异性表现为腺管因脱落而萎缩，残余上皮黏液减少，细胞核增大，间质细胞出现奇怪的大细胞核。对于胶原性结肠炎、特发性肠系膜静脉硬化、结肠黑变病和碳酸镧沉积，只要了解组织病理学特征，活检诊断就很容易。但是，需要注意的是，有些与药物相关的病变没有表现出特征性结果，或者有些因为特征性表现轻微而被忽视。

与免疫检查点抑制剂相关的消化道损伤

虽然irAE胃肠道损伤发生在整个胃肠道，但关于肠炎的报道很多。腹泻是irAE肠炎患者最常见的症状，内镜检查结果从轻度发红到糜烂和溃疡等均有呈现，但据报道显示类似于溃疡性结肠炎的表现。

1. 组织病理学发现

irAE肠炎常发生的组织病理学发现包括固有层扩张、上皮内中性粒细胞浸润、中性粒细胞微脓肿、上皮凋亡小体增多、上皮内淋巴细胞浸润和腺体脱落（黏膜萎缩）、隐窝扭曲和浅表上皮损伤（糜烂）等。

由抗PD-1抗体治疗引起的irAE肠炎可分为：①凋亡活动性结肠炎；②淋巴细胞性结肠炎；③急性自限性结肠炎；④胶原性结肠炎。还有报告强调了CD3/CD8阳性T细胞在上皮内淋巴细胞浸润中的重要性。

此外，在免疫检查点抑制剂中，CTLA-4相关性结肠炎为自身免疫性肠炎样（淋巴细胞浸润引起固有层扩张、凋亡小体增多、上皮内淋巴细胞浸润、隐窝炎、隐窝延长、无基底浆细胞增多）是一个特征性的组织病理学发现。

irAE胃肠道病变的组织病理学发现主要见于大肠，少数在胃、十二指肠和小肠。在胃中，可观察到固有层增大、上皮内中性粒细胞浸润、腺体周围炎症、隐窝脓肿、上皮内淋巴细胞浸润和上皮凋亡小体的出现。十二指肠可见间质淋巴细胞和浆细胞浸润、固有层扩大、绒毛变平、上皮内中性粒细胞浸润，但上皮内淋巴细胞浸润及上皮凋亡小体不明显，隐窝脓肿也很少见。在小肠中，除了固有层增大、绒毛变平、上皮内中性粒细胞浸润外，还观察到糜烂、溃疡、固有层中性粒细胞浸润、隐窝脓肿和嗜酸性粒细胞浸润。

2. 鉴别诊断

鉴别诊断包括炎症性肠病（inflammatory bowel disease，IBD）、感染性肠炎、乳糜泻、GVHD和自身免疫性肠炎。在irAE结肠炎中，主要表现是固有层扩张和上皮内中性粒细胞浸润。除这些表现外，还经常观察到隐窝扭曲和隐窝脓肿，也有少数可能观察到肉芽肿样集簇组织团伴隐窝破坏，应将其与IBD（特别是溃疡性结肠炎）区分开。此外，可能不会观察到基底淋巴浆细胞增多症、隐窝扭曲和潘氏细胞化生，在这种情况下，需要与感染性肠炎相鉴别。

需要鉴别以出现凋亡小体为特征的乳糜泻、GVHD、自身免疫性肠炎等。在irAE凋亡活动性结肠炎中，除了出现凋亡小体外，还观察到中性粒细胞隐窝炎和隐窝脓肿，需要注意不伴有这种活动性炎症的irAE淋巴细胞性结肠炎中，凋亡小体可能会稍有出现。已有病例报告显示图像类似于缺血性肠炎，但发布的组织病理学图像至少与典型的缺血性肠炎不同。

3. 案例

在该病例中，组织病理学图像是：①凋亡活动性结肠炎、②淋巴细胞性结肠炎和③急性自限性结肠炎的混合体［**案例1，图1**］。本例内镜和组织病理学图像均与溃疡性结肠炎相似，但有一个区域炎症细胞浸润程度高但未观察到基底浆细胞增多，黏膜表面有隐窝脓肿。似乎是溃疡性结肠炎的一个矛盾的组织病理学发现（**图1a～g**）。在这种情况下，观察到CD3/CD8阳性T细胞的上皮内浸润（**图1h**），但通过免疫染色的报告很少。今后，为了梳理出irAE胃肠道疾病的特征性组织病理学表现并阐明其发病机制，有必要了解许多病例

的组织病理学特征的变化，并通过免疫染色进行详细分析。

PPI相关的胃黏膜损伤

已知胃黏膜变化的内镜表现为包括白色扁平隆起、胃底腺息肉或增生性息肉，以及铺路石样外观。此外，还报道了由于PPI给药导致息肉的发生及增大。

PPI引起的胃黏膜组织病理学改变包括抑制胃酸分泌，促进胃泌素分泌，引起壁细胞空泡和增生［**案例2，图2**］。引起胃底黏膜内分泌细胞增生和胃窦黏膜的胃泌素产生细胞（G细胞）增生。此外，对于PPI给药过程中产生的息肉的组织病理学检查发现，大多数报道已被诊断为胃底腺息肉或增生性息肉，但菅原等的报告中呈现的组织病理学特征不同于典型的胃底腺息肉和发生在 *H. pylori*（幽门螺杆菌）感染的黏膜中的增生性息肉。

Takeda等报告了一个长期接受PPI治疗的患者发生胃息肉病的案例。组织病理学特征为轻度活动性炎症，以胃底腺增生、腺窝上皮增生、胃腺明显扩张、间质水肿为特征。组织病理学图像的一部分（**图2c、e**）即胃底腺息肉或增生性息肉，可通过活检诊断。本例患者血清胃泌素水平没有升高，组织病理学上也未观察到壁细胞增生。由于观察到了与增生性息肉形成机制无关的上皮的细胞凋亡小体和水通道蛋白4的表达，从而推测为PPI的直接作用（**图2**）。虽然与胃底腺息肉的构成细胞相似，但表现为胃底上皮增生、间质水肿、胃底腺明显扩张，为PPI相关性息肉特征性表现，可以与胃底腺息肉或增生性息肉相鉴别。

Fukuda等将未使用PPI的胃底腺息肉的组织病理学图像与PPI给药患者的胃底腺息肉的组织病理学图像进行了比较。PPI给药患者存在壁细胞增生、腺窝上皮增生伴胃底腺囊胞的形成和腺窝上皮成分中的Ki-67阳性细胞在黏膜深部出现这些特征性表现。从这个结果可以推测，除了异位腺上皮成分产生的黏液外，PPI

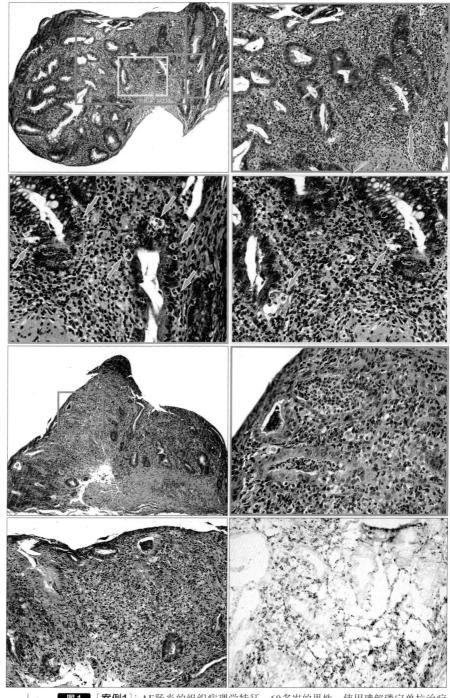

a	b
c	d
e	f
g	h

图1 ［案例1］irAE肠炎的组织病理学特征。60多岁的男性。使用碘解磷定单抗治疗肾癌的全身转移。大肠黏膜活检显示发红、水肿和混浊。黏膜弥漫性炎症细胞浸润和隐窝扭曲（a），观察到基底浆细胞增多（黏膜肌层与腺体基底之间淋巴细胞浸润和浆细胞增多，b中蓝色箭头），上皮黏膜减少（b，a中绿框部分），显示类似于溃疡性结肠炎的图像。上皮凋亡小体明显（c和d中的蓝色箭头，c为a中蓝框部分，d为a中黄框部分）。在黏膜中观察到弥漫性炎症细胞浸润，但在某些区域未观察到基底浆细胞增多症（e）。隐窝脓肿主要在浅表黏膜（f，e中绿框部分）。上皮内淋巴细胞浸润导致腺管破坏（g），但浸润淋巴细胞是CD3/CD8阳性T细胞（h为CD3）

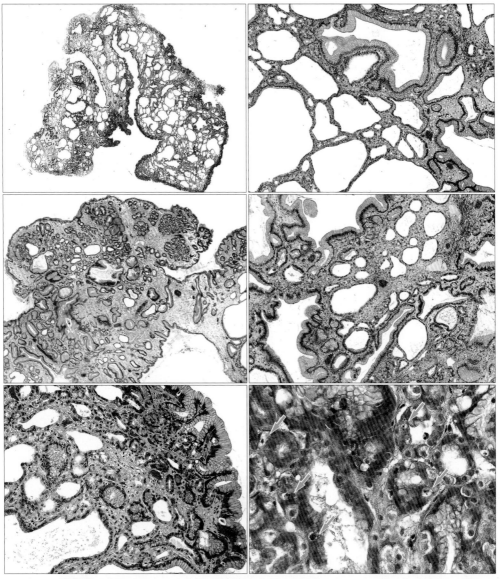

a	b
c	d
e	f

图2 ［**案例2**］PPI相关息肉的组织病理学特征。40多岁的男性。口服PPI治疗反流性食管炎10年。无*H.pylori*感染（通过血清抗体、粪便抗原、活检组织诊断）。血清胃泌素水平没有增加（89pg/mL）。腺管扩张在弱放大图像（**a**）中很明显。扩张的腺管由胃底腺和颈黏液腺细胞和腺窝上皮混合组成（**b**）。虽然典型胃底腺息肉常见腺窝缩短和胃底腺增生伴导管扩张（**c**），但在经典的胃底腺息肉中未见PPI相关息肉的特征表现如腺上皮增生和间质水肿等（**d**）。部分存在腺窝上皮增生较轻，无法与典型的胃底腺息肉区分开（**e**）。本病例，胃泌素水平在正常范围内，没有观察到壁细胞增生（**e**、**f**）。发现较多的上皮凋亡小体（**f**中的蓝色箭头），表明药物诱导的细胞毒性作用

给药患者息肉增加的机制是由于壁细胞增生阻碍黏液流出导致的囊胞形成。但在Takeda等报道的病例中，壁细胞增生与息肉生长无关，囊胞形成明显，但未观察到壁细胞增生，表明间质水肿也可能与息肉生长有关。此外，PPI给药患者的胃底腺样息肉中 β-catenin 的突变率是低于先前报道的，表明两者具有不同的发生机制。

PPI 相关息肉的机制尚未阐明，但至少应与典型的胃底腺息肉相区别。虽然是少数例子，但也有 PPI 相关息肉发生肿瘤的病例报告，从癌变危险性的这点来看，今后应更加关注这类病变。

结语

如果掌握药物相关性消化道病变的组织病理学特征，只通过活检组织检查也是可以诊断药物相关性的，但可能无法提供具体药物等临床信息，因为病理诊断通常是在没有电子病历或者患者调查信息情形下完成的。因此内镜医生在进行内镜检查的同时应该意识到消化专科性，用心提供病理诊断所需的临床信息。

本文概述了迄今为止已知的药物相关胃肠道疾病，并描述了目前值得关注的药物（免疫检查点抑制剂和 PPI）引起的胃肠道疾病的最新发现，特别是组织病理学特征，但发生机制尚未阐明。未来随着医疗的发展，新药导致的新胃肠道疾病的出现是预料之中的，每当遇到各种病理异常时，有必要在诊疗过程中考虑到药物相关性病变的鉴别。

参考文献
[1]池田圭祐，岩下明德，田邉寛，他．藥剤関連消化管病変の病理学的特徵と鑑別．胃と腸 51: 415-423, 2016.
[2]Noffsinger AE. Gastrointestinal Pathology, An Atlas and Text, 4th ed. Wolters Kluwer, Philadelphia, 2017.
[3]Lee FD. Drug-related pathological lesions of the intestinal tract. Histopathology 25: 303-308, 1994.
[4]八尾隆史，蔵原晃一，大城由美，他．非ステロイド系抗炎症剤（NSAID）起因性腸病変の臨床病理学的特徵と病態．胃と腸 42: 1691-1700, 2007.
[5]Milles SS, Muggia AL, Spiro HM. Colonic histologic changes induced by 5-fluorouracil. Gastroenterology 43: 391-399, 1962.
[6]Yamauchi R, Araki T, Mitsuyama K, et al. The characteristics of nivolumab-induced colitis; an evaluation of three cases and a literature review. BMC Gastroenterol 18: 135, 2018.
[7]Cañete F, Mañosa M, Lobatón T, et al. Nivolumab-induced immune-mediated colitis; an ulcerative colitis look-alike-report of new cases and review of the literature. Int J Colorectal Dis 34: 861-865, 2019.
[8]Gonzalez RS, Salaria SN, Bohannon CD, et al. PD-1 inhibitor gastroenterocolitis; case series and appraisal of 'immunomodulatory gastroenterocolitis'. Histopathology 70: 558-567, 2017.
[9]Chen JH, Pezhouh MK, Lauwers GY, et al. Histopathologic features of colitis due to immunotherapy with anti-PD-1 antibodies. Am J Surg Pathol 41: 643-654, 2017.
[10]Zhang ML, Neyaz A, Patil D, et al. Immune-related adverse events in the gastrointestinal tract: diagnostic utility of upper gastrointestinal biopsies. Histopathology 76: 233-243, 2020.
[11]Reynoso ED, Elpek KG, Francisco L et al. Intestinal tolerance is converted to autoimmune enteritis upon PD-1 ligand blockade. J Immunol 182: 2102-2112, 2009.
[12]Bavi P, Butler M, Serra S, et al. Immune modulator-induced changes in the gastrointestinal tract. Histopathology 71: 494-496, 2017.
[13]Assarzadegan N, Montgomery E, Anders RA. Immune checkpoint inhibitor colitis: the flip side of the wonder drugs. Virchows Arch 472: 125-133, 2018.
[14]Kiso M, Ito M, Boda T, et al. Endoscopic findings of the gastric mucosa during long-term use of proton pump inhibitor-a multicenter study. Scand J Gastroenterol 52: 828-832, 2017.
[15]Tran-Duy A, Spaetgens B, Hoes AW, et al. Use of Proton Pump Inhibitors and Risks of fundic gland polyps and gastric cancer: systematic review and meta-analysis. Clinical Gastroenterol Hepatol 14: 1706-1719, 2016.
[16]Martin FC, Chenevix-Trench G, Yeomans ND. Systematic review with meta-analysis: fundic gland polyps and proton pump inhibitors. Aliment Pharmacol Ther 44: 915-925, 2016.
[17]Hongo M, Fujimoto K ; Gastric Polyps Study Group. Incidence and risk factor of fundic gland polyp and hyperplastic polyp in long-term proton pump inhibitor therapy: a prospective study in Japan. J Gastroenterol 45: 618-624, 2010.
[18]菅原通子，今井幸紀，齊藤詠子，他．プロトンポンプ阻害薬長期投与中に増大した胃底腺ポリープの検討．Gastroenterol Endosc 51: 1686-1691, 2009.
[19]Takeda T, Asaoka D, Tajima Y, et al. Hemorrhagic polyps formed like fundic gland polyps during long-term proton pump inhibitor administration. Clin J Gastroenterol 10: 478-484, 2017.
[20]Fukuda M, Ishigaki H, Sugimoto M, et al. Histological analysis of fundic gland polyps secondary to PPI therapy. Histopathology 75: 537-545, 2019.
[21]青井健司，安永祐一，松浦倫子，他．プロトンポンプ阻害薬長期服用中に発生した胃底腺ポリープ内に dysplasia を認めた1例．胃と腸 47: 1270-1274, 2012.

Summary

Histopathological Features of Drug-related Digestive Diseases

Takashi Yao[1], Soh Okano,
Tsutomu Takeda[2], Sho Tsuyama[1],
Yuya Yamashiro

There are many drug-related digestive diseases such as those caused by NSAIDs（nonsteroidal anti-inflammatory drugs）. These diseases include gastrointestinal ulcers, collagenous colitis, proton pump inhibitor-associated gastric polyps, and anti-cancer drug-related gastroenteritis. In addition, NSAIDs include certain antibiotics that can cause hemorrhagic colitis and pseudomembranous colitis. Further, kayexalate can lead to perforation, immunosuppressive drugs can cause infection, herbal medicine can lead to mesenteric phlebosclerosis, laxatives are associated with melanosis coli, hyperphosphatemia drugs may cause lanthanum carbonate–related lesions, and direct thrombin inhibitors can cause esophageal ulcers. Recently, research has focused on digestive diseases of immune–related adverse events and proton pump inhibitor–related gastric polyps and their histopathological features have been elucidated.

Particularly important histopathological findings of drug–related gastrointestinal diseases include the appearance of apoptotic bodies in the epithelium, eosinophil infiltration in the mucosa, and increased intraepithelial infiltration of T lymphocytes. These findings are not specific but are indicative of some particular diseases, including drug–related diseases. At the time of pathological diagnosis, it is important to pay attention to the presence or absence of characteristic histopathological findings of associated diseases in addition to these findings to assess possible drug properties even with a biopsy tissue specimen alone.

[1]Department of Human Pathology, Juntendo University Graduate School of Medicine, Tokyo.
[2]Department of gastroenterology, Juntendo University School of Medicine, Tokyo.

药物相关性消化道病变的临床特征
——免疫检查点抑制剂相关的胃肠道病变

梁井 俊一[1]

中村 昌太郎

川崎 启祐

赤坂 理三郎

鸟谷 洋右

大泉 智史

久米井 智

平井 南

山田 峻

菅井 恭平

石田 和之[2,3]

菅井 有[2]

松本 主之[1]

摘要●回顾性分析了笔者所在医院免疫检查点抑制剂的使用情况以及腹泻和结肠炎的发生率。218例患者（单药组）进行了纳武单抗（NIV）单药治疗，其他32例患者（联合/序贯组）进行了NIV和伊匹单抗（IPI）联合治疗或序贯治疗。在250例病例中，有27例（10.8%）观察到腹泻，其中9例（3.6%）被诊断为结肠炎。单药组腹泻和结肠炎发生率分别为9.2%和1.4%，而联合/序贯组分别为21.9%和18.8%，联合/序贯组的结肠炎发生率明显高于单药组（P=0.0002）。联合/序贯组6例结肠炎中，4例接受联合治疗，2例接受序贯治疗，均为NIV转IPI序贯病例。9例中5例结肠炎的内镜检查结果类似于溃疡性结肠炎。有人提出NIV和IPI的联合治疗或序贯治疗可能会增加结肠炎的风险。

关键词　免疫检查点抑制剂（ICI）　纳武单抗　伊匹单抗　免疫相关不良反应（irAE）　结肠炎

[1] 岩手医科大学内科学講座消化器内科消化管分野
　〒028-3694 岩手県紫波郡矢巾町医大通1丁目1-1　E-mail：syanai@iwate-med.ac.jp
[2] 同　病理診断学講座
[3] 獨協医科大学病理診断学

前言

免疫检查点抑制剂（immune checkpoint inhibitor，ICI）彻底改变了癌症治疗模式。目前，不仅有抗细胞毒性T淋巴细胞抗原4（CTLA-4）抗体伊匹单抗（ipilimumab，IPI），还有抗PD-1抗体纳武单抗（nivolumab，NIV）和碘解磷定单抗，以及抗PD-L1抗体阿特珠单抗和阿维鲁单抗等也在使用。由于每种药物的适应证在增加，因此作为胃肠道免疫相关不良反应（immune-related adverse event，irAE）的腹泻和结肠炎发生的概率也在增加。最近NIV和IPI的联合疗法或序贯疗法逐渐普及，这些可能增加irAE的风险。因此，回顾性分析了笔者所在医院ICI使用现状及腹泻和结肠炎的发生率。

研究对象及方法

2014年9月至2019年8月，对250例在笔者所在医院使用ICI（NIV或IPI）的恶性肿瘤患者（男176例，女74例，平均年龄65.6岁），调查了腹泻和结肠炎发生的概率。作为给药方式，218例患者（单药组）进行了NIV单药治疗，另外32例患者（组合/序贯组）进行了NIV和IPI联合治疗或序贯治疗。CTCAE

表1 受试者的临床特征

性别	
男性	176例
女性	74例
平均年龄	65.6岁
原发肿瘤	
肺癌	81例
肾细胞癌	58例
恶性黑色素瘤	50例
头颈癌	28例
胃癌	27例
恶性间皮瘤	5例
恶性淋巴瘤	1例
治疗方法	
单一疗法	218例
联合/序贯疗法	32例

表2 ICI治疗引起的腹泻/结肠炎发生频率

	单一疗法（$n=218$）	联合/序贯疗法（$n=32$）	P值
性别			
男性	152例	24例	0.6793[*]
女性	66例	8例	
年龄	65.4±10.8	66.9±12.5	0.4847[**]
irAE			
腹泻	20例（9.2%）	7例（21.9%）	0.0592[*]
结肠炎	3例（1.4%）	6例（18.8%）	0.0002[*]

[*]：Fisher 精确检验；[**]：Mann-Whitney U检验。

（不良事件通用术语标准）1级以上腹泻持续7天以上判定为腹泻，除腹泻外，在大肠黏膜活检组织中观察到明显细胞凋亡，并确定非胃肠道感染导致的结肠炎考虑为 irAE 结肠炎。比较 NIV 单药组和联合/序贯组之间的腹泻和结肠炎发生率以及内镜检查结果。

结果

表1显示了研究对象病例的临床特征。原发肿瘤为肺癌81例，肾细胞癌58例，恶性黑色素瘤50例，头颈癌28例，胃癌27例，恶性间皮瘤5例，恶性淋巴瘤1例。治疗开始后27例（10.8%）出现腹泻，9例（3.6%）诊断为结肠炎。

腹泻和结肠炎的发生率，单药组分别为9.2%和1.4%，联合/序贯组分别为21.9%和18.8%，联合/序贯组符合诊断标准的结肠炎发生率显著高于单药组（18.8%与1.4%，$P=0.0002$，表2）。联合/序贯组6例结肠炎患者中，联合治疗期间出现腹泻4例，序贯治疗第二次给药期间出现腹泻2例，均为 NIV 转 IPI 病例。

表3总结了导致结肠炎确诊的病例。9例结肠炎内镜检查结果其中5例表现为发红、血管透见消失、糜烂、溃疡、颗粒状黏膜，与溃疡性结肠炎相似。其他4例表现为散在性白斑、血管透见消失、区域性颗粒状黏膜，与溃疡性结肠炎不同。

案例

[案例1] NIV 和 IPI 联合用药的案例。

患　者：70多岁，男性。

主　诉：腹泻、恶心、食欲不振。

病　史：右肾细胞癌（cT3bN0M1）。

生活史：吸烟20～30年（20支/天），偶尔饮酒。

家族史：无炎症性肠病家族史。

现病史：X 年6月出现双下肢瘫痪，诊断为右肾癌和转移性脊髓肿瘤。同年8月，开始了 NIV 240mg 和 IPI 75mg 的联合治疗。完成4个疗程的联合治疗后出现腹泻、恶心、食欲不振，转诊到笔者所在科室。

现　状：身高179cm，体重65kg，体温36.6℃。神志清楚，血压102/70mmHg，脉搏130次/min。睑结膜无苍白。腹部平坦柔软，下腹有压痛。

血液生化结果（表4） ALB 2.9g/dL 为低白蛋白血症，BUN 35.8mg/dL，Cre 1.36mg/dL，C反应蛋白（CRP）升高为14.22mg/dL。外周血白

表3 笔者所在医院ICI致结肠炎的总结

案例	年龄	性别	病名	药物	内镜显示	细胞凋亡
1	70多岁	男性	RCC	NIV单药	颗粒状黏膜	是
2	40多岁	男性	RCC	NIV单药	UC状	是
3	50多岁	男性	MM	NIV单药	UC状	是
4	50多岁	男性	RCC、UC	联合	UC状	是
5	70多岁	男性	RCC	联合	UC状	是
6	50多岁	女性	MM	联合	溃疡	是
7	70多岁	女性	MM	联合	UC状	是
8	60多岁	男性	MM	序贯	血管透见消失	是
9	40多岁	女性	MM	序贯	白斑	是

RCC：肾细胞癌；MM：恶性黑色素瘤；UC：溃疡性结肠炎；NIV：纳武单抗。

细胞计数（WBC）为7310/μL，Hb为13.8g/dL。巨细胞病毒（cytomegalovirus，CMV）抗原血症（C7-HRP）和T-SPOT为阴性。

粪便检查 培养试验未发现明显病原体，C. difficile（Clostridium difficile，艰难梭菌）毒素呈阴性。

腹部CT 在整个大肠中观察到肠壁增厚。在部分小肠中也观察到壁增厚。

全结肠镜检查（图1） 从盲肠到直肠可见红色黏膜，血管透见消失，尤其是乙状结肠，伴有明显的黏液黏附。

活检组织病理学发现（图2） 乙状结肠红色黏膜活检组织可见弥漫性、重度炎性细胞浸润，隐窝上皮内可见大量凋亡小体。

病程 根据以上病程，诊断为ICI诱发的结肠炎。当停止使用NIV和IPI并开始使用60mg泼尼松龙（prednisolone，PSL）后，症状迅速改善。PSL开始后4周进行结肠镜检查，从盲肠到直肠的红色黏膜得到改善（**图3**）。结肠炎好转，但全身情况恶化，目前的疾病除了ICI没有其他治疗选择，所以正在跟进对症治疗。他在初始治疗后6个月还活着。

[案例2] 从NIV序贯到IPI的案例。

患　者：60多岁，男性。

主　诉：腹泻、腹痛。

病　史：左手拇指恶性黑色素瘤（cT3bN0M0）。

表4 [案例1]血液生化结果

生化学		Cl	104mEq/L
TP	5.8g/dL	CRP	14.22mg/dL
ALB	2.9g/dL	血液学	
BUN	35.8mg/dL	WBC	7310/μL
Cre	1.36mg/dL	RBC	482×10^4/μL
LDH	205U/L	Hb	13.8g/dL
AST	14U/L	Ht	39.6%
ALT	9U/L	Plt	19.9×10^4/μL
ALP	200U/L	感染	
γ-GTP	12U/L	CD毒素	阴性
Na	141mEq/L	T-SPOT	阴性
K	3.8mEq/L	C7-HRP	阴性

生活史：吸烟20支/天，偶尔饮酒。

家族史：无炎症性肠病家族史。

现病史：X年7月确诊左手拇指恶性黑色素瘤，行肿瘤切除及术后化疗。在X+1年12月观察到多发肺转移，即使在10个疗程的NIV 140mg后转移仍恶化，因此在X+2年9月开始给予IPI 200mg。IPI 2个疗程后，他因腹泻和腹痛被转诊至笔者所在科室。

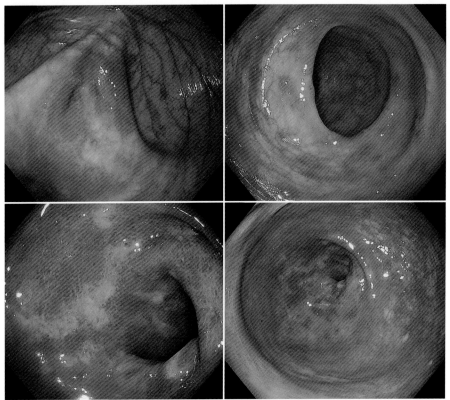

图1 ［**案例1**］类固醇治疗后大肠的普通内镜图像。从盲肠到直肠可以看到血管透见，在盲肠中只发现了部分微红色的黏膜。**a**：盲肠；**b**：降结肠；**c**：乙状结肠；**d**：直肠

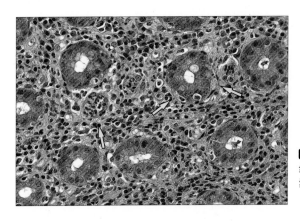

图2 ［**案例1**］类固醇治疗前的活检组织病理学。从乙状结肠红色黏膜采集的活检组织显示弥漫性和重度炎性细胞浸润，隐窝上皮中有大量凋亡小体（黄色箭头）

现　状：身高 165cm，体重 59kg，体温 36.9℃。神志清楚，血压 144/80mmHg，脉搏 86 次 /min。睑结膜无苍白。腹部平坦而柔软，没有压痛。

血液生化结果　ALB 3.6g/dL、BUN 21.2mg/dL、Cre 0.77mg/dL、CRP 0.19mg/dL、WBC 5670/μL、Hb 11.5g/dL。C7-HRP和T-SPOT为阴性。

粪便试验　培养试验未发现明显病原体，*C. difficile* 毒素也呈阴性。

腹部CT　从降结肠到直肠可见肠壁增厚。

全结肠镜检查（图4）　盲肠黏膜淡红色，降结肠至直肠黏膜无血管透见，但黏膜颗粒状，

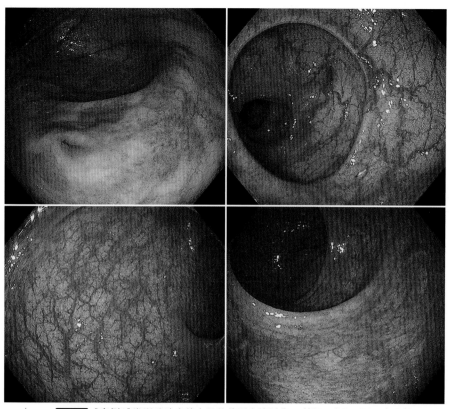

a | b
c | d

图3 ［**案例1**］类固醇治疗前大肠的普通内镜图像。盲肠至直肠可见红色黏膜，血管透见消失，乙状结肠黏液黏附明显。**a**：盲肠；**b**：降结肠；**c**：乙状结肠；**d**：直肠

白苔附着，溃疡，易出血性黏膜未被发现。

活检组织病理学发现（图5） 从乙状结肠血管透见消失的黏膜处采集的活检组织中观察到弥漫性和重度炎性细胞浸润，在隐窝上皮中观察到许多凋亡小体。

病程 根据以上病程，诊断为 ICI 诱发的结肠炎。停止 IPI 给药并开始给药 PSL 60mg 后，症状迅速改善。之后因多处（脑、肺、胃、小肠、大肠）转移，于 X+3 年 2 月再次服用 NIV 120mg 3 个疗程，但治疗无效。他于 X+3 年 5 月（开始使用 ICI 后 17 个月）去世。

［**案例3**］ 从 NIV 序贯到 IPI 的案例。

患　者：40 多岁，女性。

主　诉：腹泻、发热。

病　史：X 年右侧脉络膜恶性黑色素瘤。

生活史：不抽烟、不喝酒。

家族史：父亲患有胰腺癌。无炎症性肠病家族史。

现病史：X+4 年 4 月，右侧脉络膜恶性黑色素瘤，胰腺转移，行腹腔镜胰尾切除术。之后，她住进了皮肤科，并从 X+5 年 4 月开始每隔 1 周给予 NIV 220mg。然而，第 5 次 NIV 给药后 CT 显示多发肺转移，因此改为每隔 1 周 IPI 220mg。初次给予 IPI 两周后出现腹泻、发热，转诊至笔者所在科室。

现　状：身高 167cm，体重 71.7kg，体温 36.4℃。神志清楚，血压 125/77mmHg，脉搏 92 次 /min。睑结膜无贫血。腹部平坦而柔软，没有压痛。

血液生化结果 ALB 3.7g/dL，K 3.3mEq/L，CRP 1.8mg/dL。WBC 5040/μL，Hb 13.1g/dL。CMV 抗原血症（C7–HRP）为阴性。

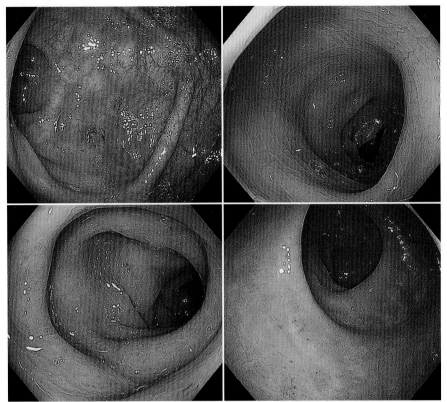

a | b
c | d

图4 ［**案例2**］诊断时大肠的普通内镜图像。盲肠黏膜淡红色，降结肠至直肠黏膜无血管透见，未见颗粒状、白苔附着、溃疡或易出血性黏膜。**a**：盲肠；**b**：降结肠；**c**：乙状结肠；**d**：直肠

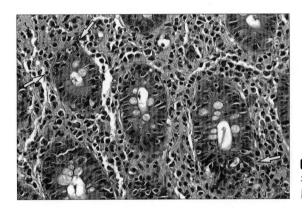

图5 ［**案例2**］类固醇治疗前的活检组织病理图像。从乙状结肠红色黏膜收集的活检组织显示弥漫性和重度炎性细胞浸润，隐窝上皮中有大量凋亡小体（黄色箭头）

粪便培养试验 无明显病原体，*C. difficile* 毒素也呈阴性。

腹部 CT 在升结肠中观察到肠壁轻度增厚。

全结肠镜检查（图6） 盲肠散在红色黏膜，横结肠至直肠散在白斑。

活检组织病理学发现（图7） 横结肠白斑处活检组织可见弥漫性、重度炎性细胞浸润，隐窝上皮可见大量凋亡小体。

病程 根据以上病程，诊断为 ICI 诱发的结肠炎。停用 IPI，开始口服 PSL 30mg，症状迅速改善。在那之后，肿瘤趋于轻度生长，在

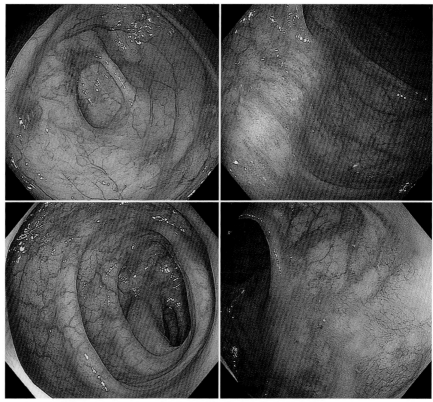

a	b
c	d

图6 ［**案例3**］类固醇治疗前大肠的普通内镜图像。盲肠内散在红色黏膜，横结肠至直肠可见散在白斑。**a**：盲肠；**b**：横结肠；**c**：乙状结肠；**d**：直肠

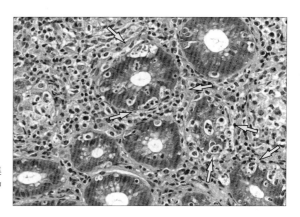

图7 ［**案例3**］活检组织病理图像。从横结肠白斑处采集的活检组织显示弥漫性和重度炎症细胞浸润，隐窝上皮中观察到大量凋亡小体（黄色箭头）

初始治疗后 24 个月患者仍然存活。

结果分析

ICI 是一种能彻底改变癌症治疗的新药。抗 PD-1 抗体 NIV 和抗 CTLA-4 抗体 IPI 均包含在晚期恶性黑色素瘤和晚期肾细胞癌的医疗保险范围内。对于不可切除的恶性黑色素瘤，NIV 的 1 年后生存率为 72.9%，达卡巴嗪为 42.1%，表明 NIV 显著延长了生存期，证明了 NIV 单药治疗的临床疗效。此外，近年来已经表明 NIV 和 IPI 的联合治疗可改善恶性黑色素瘤和肾细胞癌的预后。IPI 转 NIV 和 NIV 转 IPI

的序贯治疗效果也已得到验证，后者预后优于前者。未来不仅是采用 ICI 单一疗法，联合疗法或序贯疗法也可能被广泛使用。

根据 Wang 等的汇总分析，单独使用 IPI 时 ICI 相关结肠炎的发生率为 9.1%，使用抗 PD-1/抗 PD-L1 抗体（NIV、碘解磷定单抗、阿特珠单抗）的发生率为 1.3%，IPI 和 NIV 联合治疗的发生率高达 13.6%。比较从 IPI 到 NIV 的序贯治疗和从 NIV 到 IPI 的序贯治疗，前者结肠炎的发生率为 9%，后者为 17%，从 NIV 到 IPI 序贯治疗结肠炎的发生率更高。因此，推测 ICI 联合治疗或序贯治疗会增加结肠炎的发生率。在我们的案例中也显示了类似的结果，联合/序贯组的腹泻和结肠炎发生率显著高于单药组。也就是说，与单药治疗相比，ICI 联合治疗或序贯治疗发生结肠炎的风险更高。

ICI 所致结肠炎的内镜检查结果包括发红、血管透见消失、糜烂、溃疡和颗粒状黏膜。其中，透见缺失的颗粒状黏膜常被报道为溃疡性结肠炎样黏膜病变，被认为是本病的特征之一。但据以往关于 ICI 相关性结肠炎的报道，NIV 和 IPI 单药治疗和两种药物联合治疗情况混杂，各药物与联合治疗或序贯治疗的内镜检查特征差异不详。

我们的研究显示，在 3 例由 NIV 单药治疗引起的结肠炎病例中，有 2 例观察到溃疡性结肠炎样结肠炎。相比之下，接受 IPI 联合治疗或序贯治疗的 6 例患者中有 3 例确认为溃疡性结肠炎样结肠炎。但是在联合/序贯组中，存在只有乙状结肠血管透见消失的案例［**案例 2**］，以及从升结肠到直肠的散在白斑的案例［**案例 3**］，还有些病例的特征是横结肠的节段性颗粒状黏膜。因此，NIV 和 IPI 联合治疗或序贯治疗的结直肠病变性状可能不同。与内镜所见不同，在病理组织学上，无论药物的种类和给药方法如何，如单药或多药疗法或序贯疗法，都可见到黏膜炎症细胞浸润、隐窝脓肿、隐窝炎以及细胞凋亡。为了明确 ICI 相关大肠炎的疾病状态，今后需要在病例的积累的同时进行内镜观察和病理组织学观察的详细比较。

有人提出，5-氨基水杨酸（5-ASA）、类固醇或英夫利昔单抗可能对单独使用 NIV 治疗结肠炎有效。也有报道显示了 5-ASA、类固醇和英夫利昔单抗对 IPI 单药疗法或从 NIV 序贯为 IPI 治疗结肠炎的有效性。在欧美，维多珠单抗在 28 例 ICI 相关结肠炎中表现出很高的临床诱导缓解效果（86%）。本报告的研究对象为 NIV/IPI 联合抗 CTLA-4 抗体各 8 例，抗 PD-1 抗体/抗 PD-L1 抗体联合给药 12 例，临床缓解率达维多珠单抗分别为 88%、75%、91%。无论致病药物为何，维多珠单抗被认为对 ICI 相关结肠炎都非常有效。综上所述，在 ICI 相关结肠炎的药物治疗选择时，应优先考虑严重程度而不是致病药物种类。

近年来，也积累了有关 ICI 给药病例的 irAE 和预后的数据。然而，仍无定论，例如有报道称生存预后不随 irAE 发作的有无而改变，也有报道称 irAE 发作的病例预后良好。因此，仍然需要进一步分析 irAE 对预后的影响。

结语

关于接受 ICI 治疗的患者出现腹泻和 ICI 相关结肠炎的情况，我们将临床特征和内镜检查结果分为 ICI 单药治疗和联合治疗或序贯治疗进行了比较。研究结果显示 NIV 和 IPI 的联合治疗或序贯治疗会增加结肠炎的风险，并可能出现多种内镜检查结果。

参考文献

[1]Robert C, Long GV, Brady B, et al. Nivolumab in previously untreated melanoma without BRAF mutation. N Engl J Med 372: 320-330, 2015.

[2]Wolchok JD, Chiarion-Sileni V, Gonzalez R, et al. Overall survival with combined nivolumab and ipilimumab in advanced melanoma. N Engl J Med 377: 1345-1356, 2017.

[3]Motzer RJ, Tannir NM, McDermott DF, et al. Nivolumab plus ipilimumab versus sunitinib in advanced renal-cell carcinoma. N Engl J Med 378; 1277-1290, 2018.

[4]Weber JS, Gibney G, Sullivan RJ, et al. Sequential administration of nivolumab and ipilimumab with a planned switch in patients with advanced melanoma（CheckMate 064）: an open-label, randomised, phase 2 trial. Lancet Oncol 17: 943-955, 2016.

[5]梁井俊一，中村昌太郎，川崎啓祐，他．免疫チェックポイント阻害薬関連腸炎の1例．胃と腸　54: 1751-1756, 2019.

[6]Wang DY, Ye F, Zhao S, et al. Incidence of immune checkpoint inhibitor-related colitis in solid tumor patients: a systematic review and meta-analysis. Oncoimmunology　6: e1344805, 2017.

[7]Fukumoto T, Fujiwara S, Tajima S, et al. Infliximab for severe colitis associated with nivolumab followed by ipilimumab. J Dermatol　45: e1-2, 2018.

[8]Abu-Sbeih H, Ali FS, Luo W, et al. Importance of endoscopic and histological evaluation in the management of immune checkpoint inhibitor-induced colitis. J Immunother Cancer　6: 95, 2018.

[9]Wang Y, Abu-Sbeih H, Mao E, et al. Endoscopic and histologic features of immune checkpoint inhibitor-related colitis. Inflamm Bowel Dis　24: 1695-1705, 2018.

[10]Yanai S, Nakamura S, Kawasaki K, et al. Immune checkpoint inhibitor-induced diarrhea: clinicopathological study of 11 patients. Dig Endosc　2019［Epub ahead of print］.

[11]Kubo K, Kato M, Mabe K. Nivolumab-associated colitis mimicking ulcerative colitis. Clin Gastroenterol Hepatol　15: A35-36, 2017.

[12]Yanai S, Nakamura S, Matsumoto T. Nivolumab-induced colitis treated by infliximab. Clin Gastroenterol Hepatol　15: e80-81, 2017.

[13]Yamauchi R, Araki T, Mitsuyama k, et al. The characteristics of nivolumab-induced colitis: an evaluation of three cases and a literature review. BMC Gastroenterol　18: 135, 2018.

[14]Kikuchi H, Sakuraba H, Akemoto Y, et al. A case of nivolumab-associated colitis, which relapsed after mucosal healing and was then successfully treated with mesalazine. Immunol Med　42: 39-44, 2019.

[15]Satoh T, Ohno K, Kurokami T. Endoscopic findings of ipilimumab-induced colitis. Dig Endosc　29: 388-389, 2017.

[16]Fukumoto T, Fujiwara S, Tajima S, et al. Infliximab for severe colitis associated with nivolumab followed by ipilimumab. J Dermatol　45: e1-2, 2018.

[17]Horvat TZ, Adel NG, Dang TO, et al. Immune-related adverse events, need for systemic immunosuppression, and effects on survival and time to treatment failure in patients with melanoma treated with ipilimumab at memorial sloan kettering cancer center. J Clin Oncol　33: 3193-3198, 2015.

[18]Masuda K, Shouji H, Nagashima K, et al. Correlation between immune related adverse events and prognosis in patients with gastric cancer with nivolumab. BMC Cancer　19: 974, 2019.

[19]Abu-Sbeih H, Ali FS, Qiao W, et al. Immune checkpoint inhibitor-induced colitis as a predictor of survival in metastatic melanoma. Cancer Immunol Immunother　68: 553-561, 2019.

Summary

Clinical and Colonoscopic Features of Immune Checkpoint Inhibitor-associated Colitis

Shunichi Yanai[1], Shotaro Nakamura,
Keisuke Kawasaki, Risaburo Akasaka,
Yosuke Toya, Tomofumi Oizumi,
Tomo Kumei, Minami Hirai,
Shun Yamada, Kyohei Sugai,
Kazuyuki Ishida[2,3], Tamotsu Sugai[2],
Takayuki Matsumoto[1]

We compared the prevalence of diarrhea and colitis in patients with cancer who were under an ICI (immune checkpoint inhibitor) monotherapy and those who were under a combination or a sequential therapy using two ICIs. Confirmation of marked apoptosis in the biopsy specimens was the basis for the diagnosis of ICI-associated colitis. There were 218 patients under ICI monotherapy and 32 patients under a combined or sequential therapy of two ICIs. In total, 27 patients (10.8%) complained of diarrhea and 9 patients (3.6%) were diagnosed with ICI-associated colitis. The prevalence of ICI-associated colitis was significantly higher in patients under combined or sequential ICIs (18.8%) than in those under monotherapy (1.4%, $p = 0.0002$). Six patients were under combined or sequential ICIs and four of them belonged to the combined therapy group. Of the nine patients diagnosed with ICI-associated colitis, the endoscopic findings of ICI colitis mimicked those of ulcerative colitis in 5 patients, while the colonoscopic findings were nonspecific in the remaining four patients. These findings suggest that the risk of ICI-associated colitis is higher in patients under combined or sequential ICIs as compared to those under ICI monotherapy.

[1]Division of Gastroenterology, Department of Internal Medicine, Iwate Medical University, Iwate, Japan.

[2]Department of Molecular Diagnostic Pathology, Iwate Medical University, Iwate, Japan.

[3]Department of Diagnostic Pathology, Dokkyo Medical University, Tochigi, Japan.

药物相关性消化道病变的临床特征——非免疫检查点抑制剂类抗肿瘤药物引起的胃肠道损伤

——重点关注 S-1 引起的胃肠道损伤

迎 美幸 [1]

小林 清典 [2]

川岸 加奈 [1]

别当 朋广

横山 薰

佐田 美和

小泉 和三郎

摘要 ● 主要介绍免疫检查点抑制剂以外的抗肿瘤药物引起的胃肠道损伤。腹泻是氟尿嘧啶衍生物S-1给药引起的肠炎的主要症状，但有时会伴有肠梗阻和肠水肿。内镜检查结果显示主要在回肠末端有浅层溃疡和糜烂。伊立替康是一种拓扑异构酶抑制剂，由于其活性代谢物SN-38的胃肠道细胞毒性，可以导致以腹泻为主要症状的胃肠道损伤。紫杉烷类药物通常与大肠穿孔有关，并且常在开始给药后2周内发生穿孔。在分子靶向药物中，也有报道称使用贝伐单抗会导致结直肠穿孔。克唑替尼会产生食道溃疡，胸段食道是溃疡的好发部位。因此在服用抗肿瘤药物时，需要了解不同药物导致胃肠道损伤部位和发病方式。

关键词　抗肿瘤药物　胃肠道损伤　S-1 相关性肠炎

[1] 北里大学医学部消化器内科学　〒 252-0374 相模原市南区北里 1 丁目 15-1
E-mail : mmukae@kitasato-u.ac.jp
[2] 同　新世紀医療開発センター

前言

已知多种抗肿瘤药物会引起胃肠道损伤。氟尿嘧啶衍生物引起的胃肠道损伤最常见，拓扑异构酶抑制剂、紫杉烷类、分子靶向药物和免疫检查点抑制剂引起的胃肠道损伤也有报道。腹泻是最常见的临床症状，但部分药物可能并发胃肠道穿孔和食管溃疡。

本文介绍了除免疫检查点抑制剂外的抗肿瘤药物的胃肠道损伤。特别是报道案例较多的关于 S-1［替加氟（FT）、吉美嘧啶（CDHP）、奥替拉西钾（Oxo）］引起的肠炎的临床特征和内镜检查结果，这是一种氟尿嘧啶衍生物引起的胃肠道损伤。

氟尿嘧啶衍生物（主要是S-1）

在氟尿嘧啶衍生物中，5- 氟尿嘧啶 (5-FU) 被广泛用于食道癌、结肠癌和胰腺癌、头颈癌、非小细胞肺癌和乳腺癌等胃肠道癌的治疗。在氟尿嘧啶衍生物中，S-1 是一种口服抗肿瘤药物，其中 CDHP 和 Oxo 作为调节剂与 FT 结合，后者是一种 5-FU 前体药。

1. 胃肠道损伤的机制

氟尿嘧啶衍生物通过抑制肿瘤细胞中的核酸合成发挥抗肿瘤作用，但细胞更新较快的胃肠道黏膜也会受到损伤，导致腹泻和出血。由于 S-1 含有 Oxo，胃肠道毒性降低，所以比 5-FU 胃肠道毒性小。

2. 临床表现及应对方法

S-1 引起肠黏膜损伤的初期症状常为腹泻、腹痛、呕吐和发热，但在肠道炎症严重的情况下，可观察到血便和肠梗阻。然而，影响生存预后的严重胃肠道毒性很少见，据报道，仅 1.8% 的 S-1 引起的腹泻患者中存在这种毒性。从 S-1 给药开始到发病的时间多为第 5 周期，在给药后 4 ~ 5 周出现 3 级以上的严重腹泻的情况较多。在一项胃肠癌患者的研究中，S-1 给药引起腹泻的危险因素包括老年人、女性、治疗前胃肠手术史、放疗联合治疗、治疗前排便次数多等。

作为 S-1 诱发性肠炎的治疗，日本以外抗肿瘤药物诱发性腹泻指南推荐减少或停用 S-1 并服用止泻药（洛哌丁胺）。还有报道称，停止使用 S-1 1 个月后，临床症状消失。

3. 肠道病变的特点

黏膜水肿、溃疡和糜烂是由氟尿嘧啶类抗肿瘤药物如 S-1 引起的主要肠道病变。如果肠道的水肿变化强烈，可能会出现肠梗阻。若肠黏膜损伤严重，可因局部循环障碍发展为出血性肠炎或缺血性 / 坏死性肠炎。据报道，S-1 诱导的肠炎好发于回肠末端和直肠乙状结肠。内镜检查结果包括弥漫性发红、多处溃疡和糜烂。

氟尿嘧啶类抗肿瘤药物所致肠炎的组织学表现如下：①腺导管减少或变性，腺上皮细胞扩张或丢失；②杯状细胞减少或消失；③核肿大、核小体明显，不规则的细胞排列等异型化；④轻中度慢性炎性细胞浸润等。病程分 3 个阶段：肠黏膜变性阶段、脱落阶段、再生阶段。

4. 与其他疾病的鉴别诊断

需要与 S-1 相关性肠炎相鉴别的疾病有终末期回肠病变的耶尔森氏菌肠炎、肠结核、肠道 Behçet 病和 Crohn 病等。内镜观察中，在 Peyer 板上发现了多个浅小的溃疡以及淋巴滤泡一致的糜烂等。肠结核患者通常有溃疡和糜烂，这些溃疡和糜烂往往环绕回盲部区域。另一个特点是它往往会自愈，并伴有频繁的溃疡瘢痕和瘢痕萎缩区。肠管 Behçet 病，回盲部呈宽的穿掘性溃疡。在 Crohn 病中，观察到纵向溃疡和铺路石征，溃疡周围的黏膜常保留光泽和血管透见性。在 S-1 诱发的肠炎中，病变局限于回肠末端多见，浅溃疡也是与肠道 Behçet 病和 Crohn 病的鉴别点。

5. 案例分析

报告在笔者所在医院经抗肿瘤药物治疗引起胃肠道损伤的案例。8 例 S-1 致肠炎患者的平均年龄为（63.0 ± 11.9）岁（51 ~ 83 岁），性别为男 6 例，女 2 例。原发病为胃癌 6 例，食管癌 1 例，直肠癌 1 例，抗癌药成分为单独 S-1 者 4 例，与其他抗癌药合用 4 例。联合药物具体为 2 例顺铂，紫杉特尔®（多西他赛）和亚叶酸®（亚叶酸钙）各 1 例。临床症状为腹泻 5 例（62.5%），腹痛 4 例，呕吐 3 例，发热 3 例，肠梗阻 2 例。从 S-1 给药开始到发病的中位时间为 32 天（13 ~ 101 天）。作为 S-1 相关性肠炎的治疗，6 例停用 S-1，2 例中减量使用。美沙拉嗪给药 3 例，泼尼松口服给药 1 例，地塞米松口服给药 1 例，乳酸菌制剂给药 1 例。合并肠梗阻的 2 例均需采取置入肠梗阻导管等措施。停药或减少 S-1 剂量后症状改善的中位时间为 17 天（8 ~ 21 天）。

病变部位和内镜检查结果见**表 1** 和**图 1**。在所有病例回肠末端均发现病变，在 1 例直肠也发现病变。内镜检查结果显示所有病例均有溃疡和糜烂（**图 1a**），5 例（62.5%）存在黏膜水肿。溃疡宏观形态不规则 8 例（100%），黏膜大量脱落 3 例（37.5%），环状 2 例（25%）（**图 1b、c**）。7 例（87.5%）溃疡深度较浅，1 例（12.5%）可观察到深部溃疡（**图 1d**）。病变的活检组织病理学结果显示腺管脱落、细胞核和核仁肿胀以及黏膜固有层炎症细胞浸润。

［**案例 1**］ 60 多岁的男性。

晚期直肠癌行腹会阴联合直肠切除术，但

表1 8例病变部位及内镜检查结果（有重复）	
1.病变部位	
回肠末端	8例（100%）
直肠	1例（12.5%）
2.内镜检查结果	
溃疡、糜烂	8例（100%）
黏膜水肿	5例（62.5%）
溃疡的肉眼形态	
不规则	8例（100%）
黏膜大量脱落	3例（37.5%）
环状	2例（25%）
溃疡深度	
浅	7例（87.5%）
深	1例（12.5%）

4年后复发并出现多发肺转移。开始使用S-1（120mg/人）和亚叶酸®（50mg/m²）进行治疗，但在给药30天后，主诉腹痛来院。腹部计算机断层扫描（CT）结果提示末端回肠有炎症，壁增厚、口侧小肠扩张和液体潴留，诊断肠梗阻（图2a）。住院后，行禁食和输液管理，并停用S-1和亚叶酸。此外，还插入了肠梗阻导管以降低肠道压力。未经肠道准备情况下行下消化道内镜检查显示回肠末端有浅溃疡和黏膜水肿（图2b）。停用S-1后7天，由于肠梗阻改善，肠梗阻管被移除。停用S-1后14天，下消化道内镜检查显示出明显的愈合趋势，尽管仍有一些溃疡残留，但观察到黏膜水肿的改

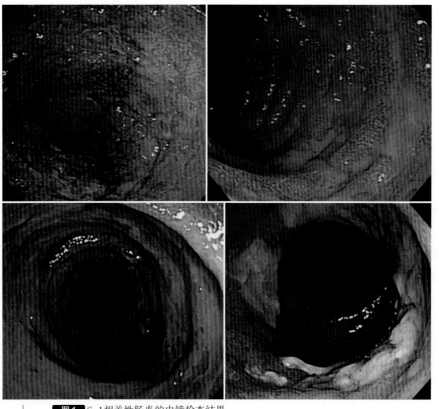

a	b
c	d

图1 S-1相关性肠炎的内镜检查结果
a 不规则糜烂（回肠末端）。
b 浅环状至不规则溃疡（回肠末端）。
c 黏膜大量脱落（回肠末端）。
d 深环状至不规则溃疡（直肠）。

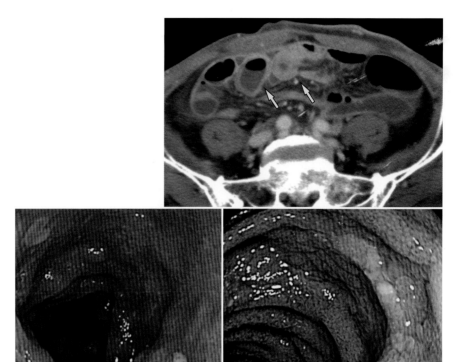

a
b	c

图2 [案例1]

a 腹部增强CT结果。观察到末端回肠壁增厚（黄色箭头），表明存在回肠炎。

b 下消化道内镜检查结果（发病时）。回肠末端黏膜水肿严重，散在浅的不规则溃疡。

c 下消化道内镜检查结果（停用S–1 14天后）。黏膜水肿有所改善，溃疡趋于愈合。

善（**图2c**）。

在拓扑异构酶抑制剂中，伊立替康（CPT–11）给药后可能引起严重腹泻。CPT–11适用于治疗消化道肿瘤如结直肠癌和胰腺癌、肺癌、乳腺癌、妇科恶性肿瘤和恶性淋巴瘤。

1. 胃肠道损伤的机制

CPT–11作为前体进入体内后，被肝脏中的羧酸酯酶转化为活性代谢物SN–38。血液中SN–38水平升高可能导致中性粒细胞减少症和胃肠道损伤，如腹泻、胃肠道出血和穿孔。SN–38通过UPD–葡萄糖醛酸转移酶（uridine diphosphate–glucuronosyltransferase，UGT）变成葡萄糖醛酸结合物（SN–38G），并与胆汁一起排泄到肠道中。然而，UGT基因突变会降低葡萄糖醛酸化活性，从而增加血液中的SN–38浓度。

作为UGT基因变异的检查，*UGT1A1*基因多态性检查在2008年被列入日本医疗保险项目。CPT–11给药前可以检测基因多态性突变，如果有突变，建议减少CPT–11的剂量，但实际剂量设定尚不确定。在体质性黄疸如Gilbert综合征等葡萄糖醛酸化能力下降的情况下，服用CPT–11预计会增加SN–38的血药浓度并引起副作用，因此，不建议服用CPT–11。

2. 临床表现及应对方法

CPT–11给药引起的腹泻症状，分为因乙酰胆碱酯酶抑制作用而出现胆碱样症状的早发型，以及由于CPT–11（SN–38）活性代谢物的细胞毒性，在给药后24 h出现的迟发型。如果对CPT-11引起的腹泻使用肠管蠕动抑制药，随着SN-38的排泄受阻，肠管的暴露时间延长，有可能促使黏膜损伤，因此需要注意。对于CPT-11引起的迟发性腹泻，服用半夏泻心汤可以缓解3级或更高级别的腹泻，据报道，它有助于预防UGT1A1基因多态性病例的腹泻。目前尚无通过内镜等影像学诊断评估CPT-11所致肠黏膜损伤的报道。

紫杉烷类

紫杉烷包括Taxol®（紫杉醇）和Taxotere®（多西他赛）。紫杉醇用于乳腺癌、妇科恶性肿瘤、胃癌、食管癌、非小细胞肺癌、头颈癌等。多西他赛适用于前列腺癌。紫杉烷类的作用机制是与参与细胞分裂的微管β亚基结合，抑制微管解聚，通过阻止核分裂发挥抗肿瘤作用。

1. 胃肠道损伤的机制

紫杉烷类胃肠道损伤的机制是，中性粒细胞减少导致免疫功能不全状态，另外在胃肠道中黏膜上皮细胞因药物的微管抑制而造成胃肠道的进一步损伤，可能发生肠炎和消化道穿孔。紫杉醇的胃肠道损伤发生率低于多西他赛，据报道紫杉醇对多西他赛发生肠炎的相对风险为0.35。

2. 临床表现及应对方法

紫杉烷类最严重的胃肠道损伤是消化道穿孔，在首次接受紫杉醇治疗的患者中发生率为2.5%，据报道从开始给药至出现穿孔的时间为5～16天。在一项通过收集接受紫杉醇治疗的患者的胃肠道、肝脏和骨髓组织进行的研究中，在开始给药后11天内观察到组织的核分裂相停止，表明紫杉醇引起的消化管穿孔多在治疗开始后早期发生。有报道称直肠、乙状结肠和盲肠是胃肠道穿孔的常见部位。组织病理为肠道全层坏死穿孔，穿孔部位未见转移灶。

推荐腹部CT用于诊断紫杉烷类引起的胃肠道损伤。由于存在诱发穿孔的风险，不建议内镜检查。由于减少剂量作为治疗紫杉烷类引起的胃肠道损伤的有效性尚未达成共识，因此需要停止给药并改用其他抗肿瘤药物。

分子靶向药物

1. 贝伐单抗

贝伐单抗是一种人嵌合IgG1单克隆抗体，是血管内皮生长因子（vascular endothelial growth factor，VEGF）的抑制剂。VEGF主要是由组织缺氧诱导的，快速生长的肿瘤中心处于缺氧状态，会产生更多的VEGF，促进血管生成。贝伐单抗通过抑制VEGF与血管内皮细胞上表达的受体结合，从而抑制肿瘤组织的血管生成，发挥抗肿瘤作用。贝伐单抗还具有使肿瘤血管结构正常化、降低组织间质压力、提高抗肿瘤药物对肿瘤的可达性等作用。

贝伐单抗适用于不可切除的乳腺癌、结直肠癌、非小细胞肺癌（鳞状细胞肺癌除外）、妇科恶性肿瘤和恶性胶质瘤。胃肠穿孔是贝伐单抗的严重副作用。其他副作用包括高血压、蛋白尿、伤口愈合延迟和血栓形成，但通常是轻症的。

1）胃肠道损伤的机制

关于贝伐单抗引起胃肠道穿孔的机制有多种学说：① VEGF抑制导致血管密度降低；②血栓和栓塞形成；③一氧化氮释放障碍导致血管收缩，血管结构受抑制导致穿孔；④一氧化二氮保护，参与肠组织生长和伤口愈合；⑤抑制VEGF会损害微循环和血小板功能等；⑥由于贝伐单抗的强肿瘤体积减小作用导致的肿瘤破裂。

2）临床表现及应对方法

据报道，接受贝伐单抗治疗的患者胃肠道穿孔的发生率为0.9%～11.4%。胃肠道穿孔导致的病死率约为20%，80%的穿孔发生在首次给药后6个月内。穿孔部位以大肠最多，其他部位以小肠和胃居多。发生穿孔的危险因素包括多种先前治疗的铂耐药晚期癌症、大剂量贝伐单抗、腹部放疗史、癌性腹膜炎、结直肠癌、肾细胞癌、结直肠憩室炎、消化性溃疡、使用类固醇和 NSAIDs。

另外，贝伐单抗胃肠道穿孔的危险因素包括：①肠梗阻症状；②盆腔检查直肠和乙状结肠肿瘤浸润表现；③CT 肠道浸润表现。在排除这些病例的情况下，25 例卵巢癌患者均未发生胃肠道穿孔。对于其他器官的癌症，在给药前选择没有这些因素的病例，可避免胃肠道穿孔。

贝伐单抗胃肠道穿孔的治疗方法是手术，考虑到伤口愈合时间长，结肠造口术是一种安全的选择，有时可根据穿孔部位进行简单的穿孔闭合术。

2. 克唑替尼

克唑替尼用于治疗 ALK 融合基因阳性或 ROS1 融合基因阳性的不可切除的晚期、复发性非小细胞肺癌，是一种通过抑制间变性淋巴瘤激酶（ALK）融合蛋白的酪氨酸激酶活性而发挥其抗肿瘤作用的分子靶向药物。克唑替尼是一种胶囊制剂，每天 2 次口服 250mg。Ⅰ期试验报告了 1 ~ 2 级视力障碍、恶心、腹泻、便秘、头晕、不适和水肿等副作用。间质性肺炎、急性重型肝炎和肝功能衰竭已被报告为严重的不良反应。

1）胃肠道损伤的机制

关于克唑替尼引起的胃肠道损伤，在Ⅰ期和Ⅱ期研究中，所有接受治疗的患者中有 1.2% 报告了食管炎并发症。在临床病例中也常有报道。克唑替尼引起食管黏膜损伤的机制尚未阐明，作为假说，克唑替尼是一种 250mg 的轻量级药物，因此当与少量水一起服用时，它会停留在食管的生理狭窄部位，导致食管黏膜直接损伤。除了抑制 ALK 融合蛋白，克唑替尼还抑制肝细胞生长因子（hepatocyte growth factor，HGF）的受体（MET），这是一种食管黏膜修复因子。HGF-MET 信号受阻，食管黏膜得不到修复，导致食管黏膜损伤。

2）临床表现及应对方法

所有报道的因克唑替尼导致食管黏膜损伤

的病例均为女性肺癌患者。据报告可知，从开始使用克唑替尼到出现提示食管黏膜损伤的主观症状的时间范围为 2 天至 3 个月。食管黏膜损伤最常见于胸段食管，内镜下可见单发或多发或全周性溃疡，覆盖厚厚的白苔。在组织病理学上，观察到中性粒细胞浸润和坏死组织。

服用克唑替尼时，建议以食道尽可能垂直的姿势（如坐姿）服用，并服用大量的水。也可与雷贝拉唑等质子泵抑制剂（proton pump inhibitor，PPI）并用。通过采取这些措施，食管黏膜损伤得到改善，可以继续使用克唑替尼。有报道称改用对 ALK 融合蛋白抑制选择性高的艾乐替尼可有效预防克唑替尼引起的食管溃疡复发。

结语

本文主要介绍免疫检查点抑制剂以外的抗肿瘤药物引起的胃肠道损伤，重点是 S-1 引起的肠炎。胃肠道损伤的机制、部位和临床表现因抗肿瘤药物的类型而异。在服用抗肿瘤药物时，需要了解各种药物对胃肠道损伤的特点以及如何处理。

参考文献

[1]栗原稔，小泉和三郎，長谷川浩一，他．ティーエスワン．日臨 59：393-397，2001.

[2]田中拓也，尾木秀直，吉武義泰，他．S-1併用療法放射線療法中の口腔癌患者に生じた重篤な薬剤性腸炎の1例．日口腔外会誌 62：352-357，2016.

[3]Nishimura K, Nakayama N, Tanabe S, et al. Clinical characteristics and endoscopic morphologic features of lower gastrointestinal toxicity induced by S-1, an oral fluoropyrimidine-based anticancer drug. Kitasato Med J 46: 24-31, 2016.

[4]Benson AB, Ajani JA, Catalano RB, et al. Recommended guidelines for the treatment of cancer treatment-induced diarrhea. J Clin Oncol 22: 2918-2926, 2004.

[5]棟方正樹，葛西雅治，今勝哉，他．ティーエスワンによると考えられた大腸炎の1例．三沢病医誌 13：27-31，2005.

[6]Ota K, Takeuchi T, Kodama K, et al. The Capsule endoscopy findings in S-1-induced enteritis with severe diarrhea during adjuvant chemotherapy for gastric cancer（with Video）. Intern Med 57: 343-344, 2018.

[7]Koizumi W, Kurihara M, Nakano S, et al. Phase Ⅱ study of S-1, a novel oral derivative of 5-fluorouracil, in advanced gastric cancer. Oncology 58: 191-197, 2000.

[8]迎美幸，小林清典，別當朋広，他．S-1による腸管傷害．

消内視鏡　31: 934–938, 2019.

[9]上野義隆，田中信治，鼻岡理恵，他．腸型Behçet病・単純性潰瘍．消内視鏡　20: 1293–1299, 2008.

[10]横山薫，小林清典，竹内瞳，他．Crohn病の内視鏡診断の基本．消内視鏡　20: 1240–1244, 2008.

[11]Teruya T, Nakachi A, Shimabukuro N, et al. Examination of UGT1A1 polymorphisms and irinotecan–induced neutropenia in patients with colorectal cancer. Gan To Kagaku Ryoho 42: 585–589, 2015.

[12]Ando Y, Saka H, Ando M, et al. Polymorphisms of UDP–glucuronosyltransferase gene and irinotecan toxicity: a pharmacogenetic analysis. Cancer Res　60: 6921–6926, 2000.

[13]Innocenti F, Undevia SD, Iyer L, et al. Genetic variants in the UDP–glucuronosyltransferase 1A1 gene predict the risk of severe neutropenia of irinotecan. J Clin Oncol 22: 1382–1388, 2004.

[14]Minami H, Sai K, Saeki M, et al. Irinotecan pharmacokinetics/pharmacodynamics and UGT1A genetic polymorphisms in Japanese: roles of UGT1A1*6 and *28. Pharmacogenet Genomics　17: 497–504, 2007.

[15]Hoshi N, Kofunato Y, Yashima R, et al. Treating side effects of FOLFIRINOX: a study of the effect of Hange–Shashin–To on preventing diarrhea. Gan To Kagaku Ryoho　42: 2364–2366, 2015.

[16]Kurematsu N, Yoshino M, Sasaki N, et al. Survey of cholinergic symptoms in patients with colorectal cancer who were receiving irinotecan hydrochloride combination chemotherapy. Gan To Kagaku Ryoho 45: 1619–1623, 2018.

[17]伊藤智代，中出順也，嶋田努，他．進行膵がん患者に対するFOLFIRINOX療法施行時におけるコリン様症状の発現状況とリスク因子の探索．医療薬　44: 403–409, 2018.

[18]Li Z, Ibrahim NK, Wathen JK, et al. Colitis in patients with breast carcinoma treated with taxane–based chemotherapy. Cancer　101: 1508–1513, 2004.

[19]清水誠治，福田亘，栗田亮，他．薬剤起因性腸炎の出血―抗生剤，抗癌剤，NSAIDsなど．消内視鏡　19: 45–50, 2007.

[20]Seewaldt VL, Cain JM, Goff BA, et al. A retrospective review of paclitaxel–associated gastrointestinal necrosis in patients with epithelial ovarian cancer. Gynecol Oncol　67: 137–140, 1997.

[21]Jayakody S, Wright DB, Chiong C, et al. Rectal perforation following paclitaxel and carboplatin chemotherapy for advanced ovarian cancer: a case report and review of the literature. J Med Case Rep 12: 221, 2018.

[22]Haan DD, Berg MVD. Colonic perforation secondary to taxol therapy: an unusual presentation. Onkologie　29: 541–542, 2006.

[23]Samejima J, Adachi H, Kawamoto M, et al. Rectal perforation in a patient treated with combination chemotherapy for lung cancer. Gan To Kagaku Ryoho　36: 301–304, 2009.

[24]Gadducci A, Gargini A, Palla E, et al. Neutropenic enterocolitis in an advanced epithelial ovarian cancer patient treated with paclitaxel/platinum–based chemotherapy: a case report and review of the literature. Anticancer Res　25: 2509–2513, 2005.

[25]Fujii Y, Hirahara N, Kaji S, et al. Bevacizumab–induced intestinal perforation in a patient with inoperable breast cancer: a case report and review of the literature. J Med Case Rep　12: 84, 2018.

[26]Hurwitz H, Fehrenbacher L, Novotny W, et al. Bevacizumab plus irinotecan, fluorouracil, and leucovorin for metastatic colorectal cancer. N Engl J Med　23: 2335–2342, 2004.

[27]Garcia AA, Hirte H, Fleming G, et al. Phase II clinical trial of bevacizumab and low–dose metronomic oral cyclophosphamide in recurrent ovarian cancer: a trial of the California, Chicago, and Princess Margaret Hospital phase II consortia. J Clin Oncol　26: 76–82, 2008.

[28]Cannistra SA, Matulonis UA, Penson RT, et al. Phase II study of bevacizumab in patients with platinum–resistant ovarian cancer or peritoneal serous cancer. J Clin Oncol　25: 5180–5186, 2007.

[29]Simpkins F, Belinson JL, Rose PG. Avoiding bevacizumab related gastrointestinal toxicity for recurrent ovarian cancer by careful patient screening. Gynecol Oncol　107: 118–123, 2007.

[30]Camidge DR, Bang YJ, Kwak EL, et al. Activity and safety of crizotinib in patients with ALK–positive non–small–cell lung cancer: updated results from a phase 1 study. Lancet Oncol 13: 1011–1019, 2012.

[31]片岡洋望，澤田武．分子標的薬による消化管粘膜傷害の現状―クリゾチニブによる食道粘膜傷害．消内視鏡　31: 879–881, 2019.

[32]Takakuwa O, Oguri T, Yokoyama M, et al. Esophagitis resulting from treatment with crizotinib for anaplastic lymphoma kinase rearrangement–positive lung adenocarcinoma: A case report. Mol Clin Oncol　2: 121–123, 2014.

[33]Sawada T, Maeno K, Joh T. Esophageal ulcer in a lung cancer patient. Crizotinib–induced esophageal injury. Gastroenterology　149: e6–7, 2015.

[34]Yoneshima Y, Okamoto I, Takano T et al. Successful treatment with alectinib after crizotinib–induced esophageal ulceration. Lung Cancer　88: 349–351, 2015.

[35]Park J, Yoshida K, Kondo C, et al. Crizotinib–induced esophageal ulceration: a novel adverse event of crizotinib. Lung Cancer　81: 495–496, 2013.

[36]Baatar D, Jones MK, Pai R, et al. Selective cyclooxygenase–2 blocker delays healing of esophageal ulcers in rats and inhibits ulceration–triggered c–Met/hepatocyte growth factor receptor induction and extracellular signal–regulated kinase 2 activation. Am J Pathol　160: 963–972, 2002.

Summary

Gastrointestinal Injury by Non–immune Checkpoint
Inhibiting Antineoplastic Agents, Particularly
Gastrointestinal Injury Caused by S–1

Miyuki Mukae[1], Kiyonori Kobayashi[2],
Kana Kawagishi[1], Tomohiro Bettou,
Kaoru Yokoyama, Miwa Sada,
Wasaburo Koizumi

We herein discussed gastrointestinal damage caused by antineoplastic agents, except for immune checkpoint inhibitors. The administration of 5–fluorouracil derivative S–1 can cause intestinal inflammation with diarrhea as a prominent symptom; this can be complicated by ileus with intestinal edema. On endoscopic assessment, the main findings are shallow ulcers and/or erosion in the terminal ileum. SN-38, an active metabolite of the topoisomerase inhibitor CPT-11 (irinotecan) , can cause gastrointestinal damage, also with diarrhea as a prominent symptom because of its gastrointestinal cytotoxicity. One complication of taxane therapy is perforation of the large intestine ; when this occurs, it is often within 2 weeks of the initiation of therapy. Perforation of the large intestine has also been reported with the molecularly targeted drug bevacizumab. Further, crizotinib can cause esophageal ulcers, frequently in the middle thoracic esophagus. Antineoplastic agents thus must be administered with caution because various drugs can cause several types of gastrointestinal damage in different locations.

[1]Department of Gastroenterology, Kitasato University, School of Medicine, Sagamihara, Japan.
[2]Research and Development Center for New Medical Frontiers, Kitasato University, School of Medicine, Sagamihara, Japan.

药物相关性消化道病变的临床特征
——青黛引起的缺血性肠病变

杉本 真也 [1]

长沼 诚

福田 知广

吉松 裕介

绪方 晴彦 [2]

岩男 泰 [3]

金井 隆典 [1]

摘要● 笔者文中报告了从植物中提取的草药青黛在溃疡性结肠炎患者中促进黏膜愈合的有效性。但是服用自购青黛有可能出现肺动脉高压、肠套叠等不良反应。由青黛引起的肠套叠和非特异性肠炎等肠道病变多发于右半结肠。它可以表现为多种内镜下表现，但以孤立性溃疡和缺血性肠炎样黏膜发红和水肿为特征。发病机制尚不明确，病理组织学上显示小血管中存在静脉炎，提示被吸收的青黛代谢产物可能是造成缺血性病变的原因之一。充分了解青黛，并知晓使用时可能存在危害是很重要的。

关键词　炎症性肠病　溃疡性结肠炎　青黛　非特异性肠炎　肠套叠

[1] 慶應義塾大学医学部消化器内科　〒160-8582 東京都新宿区信濃町 35
　　E-mail : sugimoto.z2@keio.jp
[2] 同　内視鏡センター
[3] 同　予防医療センター

前言

近年来，青黛治疗顽固性溃疡性结肠炎（ulcerative colitis, UC）的疗效通过口耳相传，逐渐受到患者的关注。因患者可在互联网上或在私人诊所自行购买青黛，在没有得到充分管理的情况下服用一直是个问题。直到现在，大多数医疗人员都将青黛视为不科学的东西来对待，导致对其治疗效果和毒性反应都不了解。笔者从文献检索和非临床研究的结果中重点关注青黛的黏膜愈合促进作用，并开创了将青黛用于 UC 患者的前瞻性临床试验。结果，我们成功地证明了青黛的显著临床疗效，这可能是 UC 诱导治疗中一种很有前景的新策略，但另一方面，自购病例出现肺动脉高压（pulmonary arterial hypertension，PAH）和肠套叠等严重不良反应发生的情况已有很多。由于目前报道较少，整体情况尚不明确，但提示胃肠道病变病理生理与缺血有关。

本文概述了与青黛相关的胃肠道病变，以及迄今为止关于青黛相关的知识。

青黛

青黛（Indigo naturalis）是一种粉末状草药，是从花球果、蓼科的叶和茎中提取的（**图1**）。在中国制定的标准中为含有 2.0% 以上靛蓝和 0.13% 以上靛玉红。青黛自古希腊时代起就被用作染料，近年来在世界范围内用作牛仔裤和靛蓝染色的染料。在中国，青黛的抗炎、抗肿瘤作用早已为人所知，含有青黛的中草药可用于治疗寻常型银屑病、UC、白血病、疱疹病毒等，也作为非处方药（锡类散、青黛散等）出售。

由于草药来源于自然的东西，根据其品种、

产地、气候、收获年份和时间、栽培加工条件等不同而导致成分不固定。虽然统称为青黛，但由于种类和质量各不相同，现行法规下很难在日本行药事批准和进行临床试验。在日本，青黛不是作为药剂，而是作为染料和食品来使用，在一般的医院是买不到的。市面上出售的青黛含有大量杂菌，这也是一个问题。

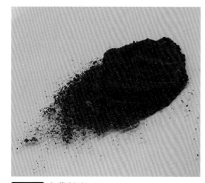

图1 青黛粉末

青黛治疗UC的有效性

在中国自古就用含青黛的中草药治疗肠炎，日本临床试验也显示了含有青黛的锡类散外用药的有效性。以前，在广岛县民间有一种具体成分不详以锡类散为基础的中药（俗称"广岛中药"），通过私人诊所可以自费购买。另外，近年来，通过网络自行购买服药的UC患者变得越来越多。如果无效，这种趋势不会持续下去，实际上，它甚至在对现有强效治疗药物无效的患者中也可能显示出显著的临床疗效，因此它在患者中通过口耳相传迅速传播。不仅是对现有药物表现出抵触，喜欢替代医疗的患者，就连用现有药物控制不了的难治案例，都把目光投向了青黛。另一方面，患者在不受医生充分管理的情况下服用药物存在危险性，医疗机构医生也难以应对服用机制和副作用不明物质的患者的诊疗，这些问题逐渐引起了关注。

青黛所含的靛蓝和靛玉红等吲哚化合物是人体内也存在的物质，可作为在大多数细胞和组织中表达的芳香烃受体（aryl hydrocarbon receptor，AhR）的配体。AhR配体作用于表达AhR的3型先天淋巴细胞，诱导IL-22（interleukin 22）的产生，它具有促进黏膜愈合的作用。并伴随着肠道菌群的转化，这些被认为是青黛治疗效果的主要机制。

虽然只有少数案例，但也有前瞻性研究报告了有效性，发现了新型治疗机制的前景，因此作者等在利用动物模型进行非临床试验的同时，积极验证了青黛在UC患者中的有效性。在一项对20例中重度UC患者的前瞻性初步研究中，尽管存在许多难治性病例，但服用青黛胶囊2g/d，连用8周的临床疗效达到65%，观察到内镜图像有明显改善。在对照组、青黛0.5g/d组、青黛1.0g/d组、青黛2.0g/d组，4组86例患者中进行的多中心双盲对照研究（INDIGO study）中，临床口服给药开始后8周，对照组的有效率为13.6%，青黛0.5g/d组为69.6%，青黛1.0g/d组为75.0%，青黛2.0g/d组为81.0%，彰显青黛疗效显著。另外青黛对类固醇依赖性病例和抗TNFα抗体制剂难治病例也有效，其疗效极有前景。

青黛的不良反应

青黛已知的不良反应包括轻度肝功能损伤、头痛和胃肠道症状（恶心、呕吐、腹泻、腹痛）。虽然发生率较高，但这些都是暂时的、可逆的，停药后基本好转，因此青黛被认为可耐受。然而，2016年12月末，日本厚生劳动省报告了多起因自购青黛口服药物引起的PAH病例，提醒大家注意。厚生劳动省的通报指出，在13个月内长期服用青黛2g/d或更多的情况下，有必要充分了解长期服用青黛的危险性。

接到通知后，笔者等完成了前述多机构联合双盲对照试验，并做了报告分析。虽然在该临床试验中没有发现PAH发病，但仍决定对包括PAH在内的青黛不良反应进行全国实况调查。肺动脉高压治疗指南（2017修订版）已经描述了青黛引起PAH的存在。日本肺动脉高压和肺循环学会也开始了有关这一不良事件的研究，并在联合调查后报告了一部分，发现在长期服用 6 个月以上后发病，通过中止服用青黛而改善的情况很多。在接受广岛中药治疗的 6000 例患者中有 14 例患有 PAH。

除长期服用引起的 PAH 外，还发现了短期服用引起的肠道病变。与服用青黛有关的肠道病变（肠套叠、非特异性肠炎）的特征描述如下。

青黛的不良反应——肠道病变

作为严重的不良反应，Kondo 等报告了 2 例服用自购青黛的 UC 患者发生了以右半结肠癌为中心的壁增厚和水肿的结肠炎和肠套叠等。Matsuno 等也同样报告了服用青黛引起的右半结肠的肠炎，包括升结肠肠壁增厚和回盲部套叠的结肠炎病例。与其他肠炎难以区分，或在很多情况下可能无法进行影像学检查，停用青黛后，重新开始服用时再次出现类似情况，或出现罕见的肠套叠，则表明青黛与肠道疾病有关。在中国，过去曾报道过 13 例与服用含有青黛的中草药相关的缺血性肠炎病例。

为了验证青黛相关缺血性病变的不良反应，作者对青黛引发的不良反应进行了日本全国实况调查。337 家机构的 49 320 例 UC 患者中，877 例（1.8%）有青黛用药史，报告肠套叠 10 例，其中 4 例需要手术治疗。关于肠炎，在信息不统一的情况下很难进行鉴别，很难通过问卷调查进行统计，而且在无症状病例和 UC 病变中还有很多未被识别的潜在未确诊病例。

成人肠套叠非常罕见，通常与肿瘤有关，但在 UC 患者中，它可能由大的炎性息肉或假息肉引起。非器质性疾病引起的特发性肠套叠，认为是肠道环行肌受某种刺激痉挛性收缩，套入肛门侧松弛的肠道引起肠套叠。青黛对肠壁的刺激和伤害，扰乱了正常的肠道蠕动，有可能是肠套叠的诱因。肠蠕动是由 5- 羟色胺控制的，当它过量时，会引起消化道收缩和肠道蠕动增强，5- 羟色胺是由膳食中的色氨酸产生的。色氨酸被肠道细菌代谢产生吲哚化合物，服用青黛可降低色氨酸代谢，导致血清素代谢

途径中 5- 羟色胺的增加，引起肠道过度蠕动。由于盲肠是盲端，右半结肠容易发生包括逆蠕动在内的肠蠕动，故认为肠道蠕动亢进可能是肠套叠的诱因。由于盲肠、升结肠存在升结肠系膜、后腹膜固定不良的情况也很多，因此容易成为肠套叠的好发部位。部分患者在服用青黛后主诉腹痛主要集中在右腹部，在这种情况下，建议立即停止服用青黛。也存在后文介绍的血管因素，其发病机制尚在推测范围内，有待未来进一步研究。

这些肠炎和肠套叠不同于炎症性肠病，其特点是在青黛给药后发生较早，主要发生在右结肠。**表 1** 显示了过去服用青黛时出现肠道病变的英文杂志报告。在笔者所在医院，服用青黛的患者中约有 5% 出现了非特异性肠炎，在介绍病例的同时，以下对其特征进行说明。

1. 内镜检查

青黛相关的非特异性肠炎主要发生在右半结肠，这与 UC 中从直肠连续的弥漫性和全周炎症黏膜不同。形成缺血性肠炎样的局限性溃疡，周围黏膜可呈血管透见性良好，也可伴有较广泛的黏膜严重发红、水肿性改变。在肠套叠的情况下，肠壁增厚并伴有明显的水肿变化。

[案例 1] 30 多岁，女性。左半结肠型 UC 复发时患者要求服用青黛 2g/d，Mayo 评分由 9 分明显改善至 2 分，黏膜愈合（Mayo 内镜辅助评分 1 分，**图 2a、b**）。在非患病盲肠黏膜中发现了孤立性溃疡的形成（**图 2c**）。这种溃疡是无症状的轻度青黛相关病变的典型内镜表现。

[案例 2] 50 多岁，男性。左半结肠型 UC 服用青黛 2g/d 8 周后，症状明显好转。但是伴随着腹痛在盲肠（**图 3a**）和肝曲附近（**图 3b**）观察到类似于 [案例 1] 的溃疡形成。尽管医生强烈要求停药，但患者自行判断将青黛减量至 1g/d 继续服用，偶尔禁食。而在 1 个月后的随访中，右半结肠溃疡自发消失，整个大肠可见毛细血管充血。左半结肠充血和色素沉着明显，在色素沉着部位观察到发红和糜烂（**图**

表1 服用青黛的患者发生肠道病变的英文杂志报告

年龄（岁）	性别	疾病	服用时间（周）	药物用量	部位	肠病变	治疗	继续/停止服用
22	女	UC	5	2g	右侧	肠炎	保守治疗	停止
52	男	UC	7	广岛中药	A	肠套叠	保守治疗	停止
35	男	UC	不明	广岛中药	C	肠套叠	保守治疗	持续复发
37	女	UC	8	2g	C	肠套叠	内镜治疗	停止
26	男	UC	3	广岛中药	C，A	肠套叠	内镜治疗	不明
35	男	UC	4	1～2g	A	肠套叠	内镜治疗	停止
40	男	UC	5	广岛中药	C	肠套叠	内镜治疗	继续
45	男	UC	5	0.5g	C，A	肠套叠	手术治疗	停止
32	男	UC	5	0.5g	A	肠套叠	手术治疗	停止
43	男	UC	8	1g	C	肠套叠	手术治疗	停止
39	女	UC	3	2g	C，A	肠套叠性肠炎	手术治疗	继续
35	男	UC	4	2g	A，T	肠套叠、缺血性肠炎	内镜治疗	复发后恢复
48	女	UC	6	2g	右侧	肠炎	保守治疗	停止
不明	不明	Crohn病	13	2g	A，S	肠炎	保守治疗	继续
68	女	UC	12	1～3.5g	右侧	肠炎	保守治疗	复发后恢复
48	女	玫瑰糠疹	60	青黛丸2g	S	乙状结肠狭窄、缺血性肠炎	手术治疗	停止

由于广岛中药中青黛的含量不详，故未注明剂量，以"广岛中药"标示。
C：盲肠；A：升结肠；T：横结肠；S：乙状结肠；UC：溃疡性结肠炎。

3c）。这表明黏膜损伤发生的部位为青黛代谢物产生作用的部位。虽然难以证明，考虑可能由于禁食引起肠内容物减少，左半结肠内青黛代谢产物浓度增加，导致通常发生在右侧的黏膜损伤发生在左侧。一些服用青黛或广岛中药的患者可能会在大肠内出现蓝色色素沉着。推测这是因为青黛中所含的成分被水解、吸收，然后没有转移到血液中而再次以蓝色色素的形式沉积在黏膜组织中。色素沉着本身并不是病变，但可说明大肠黏膜中青黛代谢物的浓度在过去有所增加。

在笔者所在医院，虽然随访时间不固定，但在所有病例中，青黛停药后均通过内镜确认缺血性病变消失。在作者进行的一项多中心、双盲、对照试验中，剂量定为0.5～2.0g/d，未报告肠道病变。也有报告称服用0.5g/d的患者也可能发生肠套叠，认为即使使用少量青黛也可能发生肠病变，使用高剂量时风险可能会增加。

［案例3］ 30多岁，女性。全结肠炎型UC。服用青黛1g/d 4周后出现腹痛、便血，内镜提示左半结肠缺血性肠炎（图4）。合并有抗磷脂抗体综合征，这种情况下很难与一般的缺血性肠炎相鉴别。如上所述，即使是左半结肠的病变，也不能完全排除与青黛有关的病变。

2．组织病理学检查

轻度变化如孤立性溃疡形成，虽然伴有轻度炎症细胞浸润等非特异性变化，但特征性表现尚不清楚。内镜下，明显发红／水肿黏膜的活检组织可能伴有以淋巴细胞为中心的炎症细胞浸润、水肿和黏膜出血。但是，手术标本显示在这种病变情况下，炎症主要不在黏膜，而是黏膜下层小静脉附近的炎性细胞浸润、内膜

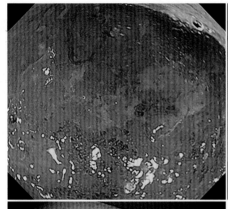
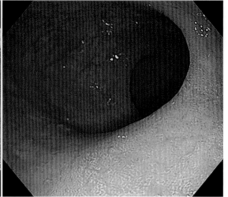
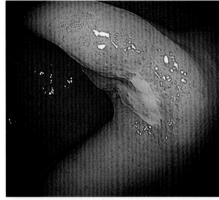

a	b
c	

图2 ［**案例1**］30多岁，女性。左半结肠型UC
a 普通内镜图像。直肠是一种粗糙的、细颗粒的、炎症性黏膜，伴有发红和黏液黏附。
b 普通内镜图像。服用青黛2g/d，8周后的直肠黏膜愈合。
c 普通内镜图像。在正常黏膜背景下，盲肠回盲瓣对侧散发性溃疡伴上皮缺损。

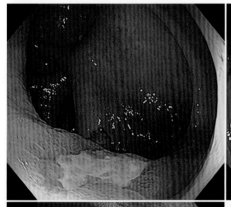
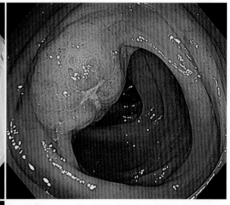
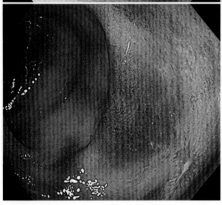

a	b
c	

图3 ［**案例2**］50多岁，男性。左半结肠型UC
a 普通内镜图像。服用青黛2g/d后8周。回盲瓣下唇附近孤立性溃疡。
b 普通内镜图像。服用青黛2g/d后8周。在肝曲附近的周围黏膜中观察到具有红色隆起伴有溃疡形成。
c 普通内镜图像。自行决定禁食并减量服用青黛1g/d。在左半结肠中，观察到与色素沉着部位一致的红色黏膜和附近的糜烂形成。

水肿和血栓形成。引起缺血性病变的原因，是肠道管腔侧（内压升高等）或血管方面的问题，可能是由小血管静脉炎引起的。

虽然 AhR 信号在维持生物体内稳态方面发挥着重要作用，但外源性 AhR 配体也具有各种毒性，其典型的例子就是二噁英。高浓度二噁英会损伤上皮，青黛过度激活 AhR 信号可表现出上皮损伤。AHR 不仅在上皮细胞中表达，也在血管内皮细胞中表达。因此，血管内皮的过度信号增强可显示其毒性。在病变附近的局部黏膜下可见小静脉的炎症，提示青黛代谢产物在吸收过程中通过某种机制伤害血管壁，是造成缺血的原因之一，有待进一步明确。

3. 鉴别诊断

许多患者甚至没有告诉医生他们正在进行代替治疗，另外患者本人在认为是保健食品的情况下摄入的物质或中药也可能含有青黛。在诊治这样的患者时，有必要首先怀疑是青黛引起的肠道病变，在此基础上详细询问病史。

鉴别疾病包括：①原发病变所表现的炎症性肠病病变；②感染性肠炎；③缺血性肠炎；④肠系膜静脉硬化；⑤其他药物性肠炎等。

应避免因判断 UC 病情恶化而采取与以往用药不同的强力干预治疗，或指示增加青黛用量。在缓解期或左半结肠型 / 直肠炎型 UC 中出现右半结肠孤立性病变的青黛相关性肠道病变比较容易被诊断，尽管如此，了解作为青黛不良反应的肠道病变的存在是很重要的。与回盲部附近的原发性病变如 Crohn 病、肠道 Behçet 病和单纯性溃疡等需要加以鉴别。另外，也有在左侧伴随乙状结肠狭窄的缺血性肠炎最初被误诊为 Crohn 病的病例。

与感染性肠炎鉴别，如水肿较重、右半结肠多见的肠出血性大肠埃希氏菌肠炎、Elsina 肠炎、弯曲杆菌肠炎、阿米巴肠炎、肠结核和巨细胞病毒（cytomegalovirus，CMV）肠炎等。粪便细菌培养鉴定试验对鉴别有帮助，但阴性不能完全排除，因为有些感染性肠炎病例中有时不能检出致病菌。在初步研究中，笔者还发

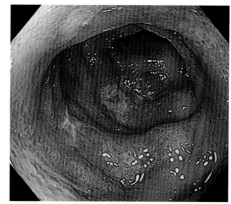

图4 [案例3] 30多岁，女性。全结肠炎型 UC。普通内镜图像。左半结肠发现溃疡和水肿状黏膜

现了一个案例，在预试验中 1 例患者在 4 周时症状有所改善，因突然发生腹泻和腹痛而笔者停止了研究，并且在 CT 上显示右半结肠壁有明显的水肿性增厚。从热活检和 CT 表现上看，与肠道出血性大肠杆菌 O-157 等引起的感染性肠炎表现并不矛盾，因此即使粪便培养检查呈阴性，仍然判定感染性肠炎的可能性很大。当时的青黛相关的肠道病变不良反应还没有现在这样被认知，如果有现在的知识，对于这样的病例应该更加慎重地考虑青黛相关的肠道病变的可能。

与一般缺血性肠炎也有区别。存在高龄或有血栓性因素时，如果出现在右侧则有可能是受到青黛的影响，如果在左侧，则很难正确鉴别是青黛引起的还是普通的缺血性肠炎。即使在这种情况下，也不能否认青黛可能产生了负面影响，因此将其视为一种不良反应是妥当的。

草药山栀子及其含有的制剂（黄仁解毒汤、加味逍遥散等）会导致称为肠系膜静脉硬化的病症，通常会导致升结肠变黑。肠系膜静脉硬化是一种疾病，其中大肠壁内的肠系膜静脉发生钙化，静脉回流受损而导致肠道慢性缺血性改变。其作用机制是山栀子中所含的根尼泊苷被肠道细菌水解，生成的根尼泊苷从大肠吸收，在通过肠系膜静脉的同时与氨基酸和蛋白质发生反应，形成蓝色色素，同时产生钙化。根尼

泊苷已被确定为不明原因的肠系膜静脉硬化的致病物质。在本疾病中，主要引起右侧腹痛和腹泻，以及有无症状病例和引起肠梗阻的病例。这与青黛相关肠炎类似，除了听取病史之外，通过影像所见比较容易进行鉴别。内镜显示为以右结肠为中心的黏膜颜色改变（深紫色、青铜色等）、水肿等特征性表现，CT 可见以右半结肠为中心的沿结肠壁或肠系膜静脉的线状和点状钙化。组织病理学检查显示静脉壁明显的纤维增厚和钙化，固有层中胶原纤维的明显血管周围沉积，以及黏膜下层的高度纤维化等。

此外，还必须了解是否使用非甾体抗炎药（NSAIDs）和其他药物，是否受到其他药物的影响，并研究其可能性。

4. 治疗和临床过程

关于肠炎，与正常的右侧缺血性肠炎预后较差不同，停药后数日内即可好转，预后良好。除非肠套叠导致坏死，否则可以通过内镜复位和保守治疗来改善肠套叠。然而，在紧急情况下很难立即诊断出是青黛引起的不良反应，可能会进行手术。虽然通过内镜观察到减量和停服青黛能可逆性地改善状况，但目前已有多起恢复青黛治疗复发的报道，对于肠道病变患者停用青黛治疗极为重要。

结语

对于青黛引起的肠道病变的病理生理学仍知之甚少，其有各种表现，本文介绍了其特征性发现和当前见解。在不知道原因和诱因的情况下，可能无法做出适当的诊断和应对。在医生的判断之外（患者的自我判断）使用青黛的情况目前是一个大问题，医生在进行诊疗时，不仅要收集病历和信息，还必须考虑到这些不良反应的发生。

参考文献

[1]Sugimoto S, Naganuma M, Kanai T. Indole compounds may be promising medicines for ulcerative colitis. J Gastroenterol 51: 853–861, 2016.

[2]Sugimoto S, Naganuma M, Kiyohara H, et al. Clinical efficacy and safety of oral qing–dai in patients with ulcerative colitis: a single–center open–label prospective study. Digestion 93: 193–201, 2016.

[3]Naganuma M, Sugimoto S, Mitsuyama K, et al. Efficacy of indigo naturalis in a multicenter randomized controlled trial of patients with ulcerative colitis. Gastroenterology 154: 935–947, 2018.

[4]Naganuma M, Sugimoto S, Suzuki H, et al. Adverse events in patients with ulcerative colitis treated with indigo naturalis: a Japanese nationwide survey. J Gastroenterol 54: 891–896, 2019.

[5]袴塚高志. 医療用漢方製剤の承認申請について. 薬誌 137: 163–165, 2017.

[6]Fukunaga K, Ohda Y, Hida N, et al. Placebo controlled evaluation of Xilei San, a herbal preparation in patients with intractable ulcerative proctitis. J Gastroenterol Hepatol 27: 1808–1815, 2012.

[7]Adachi J, Mori Y, Matsui S, et al. Indirubin and indigo are potent aryl hydrocarbon receptor ligands present in human urine. J Biol Chem 276: 31475–31478, 2001.

[8]Zelante T, Iannitti RG, Cunha C, et al. Tryptophan catabolites from microbiota engage aryl hydrocarbon receptor and balance mucosal reactivity via interleukin–22. Immunity 39: 372–385, 2013.

[9]Kawai S, Iijima H, Shinzaki S, et al. Indigo naturalis ameliorates murine dextran sodium sulfate–induced colitis via aryl hydrocarbon receptor activation. J Gastroenterol 52: 904–919, 2017.

[10]Suzuki H, Kaneko T, Mizokami Y, et al. Therapeutic efficacy of the Qing dai in patients with intractable ulcerative colitis. World J Gastroenterol 19: 2718–2722, 2013.

[11]Naganuma M, Sugimoto S, Fukuda T, et al. Indigo naturalis is effective even in treatment–refractory patients with ulcerative colitis: a post hoc analysis from the INDIGO study. J Gastroenterol 55: 169–180, 2020.

[12]Kondo S, Araki T, Okita Y, et al. Colitis with wall thickening and edematous changes during oral administration of the powdered form of Qing–dai in patients with ulcerative colitis: a report of two cases. Clin J Gastroenterol 11: 268–272, 2018.

[13]Matsuno Y, Hirano A, Esaki M. Possible association of phlebitis–induced colitis with indigo naturalis. Gastroenterology 155: 576–577, 2018.

[14]Matsuno Y, Hirano A, Torisu T, et al. Short–term and long–term outcomes of indigo naturalis treatment for inflammatory bowel disease. J Gastroenterol Hepatol 35: 412–417, 2020.

[15]Yanai S, Nakamura S, Matsumoto T. Indigo naturalis–induced colitis. Dig Endosc 30: 791, 2018.

[16]Suo BJ, Zhou LY, Ding SG, et al. The endoscopic and clinical features of Indigo Naturalis–associated ischemic lesions of colonic mucosa. Zhonghua Nei Ke Za Zhi 50: 646–649, 2011（written in Chinese with English abstract）.

[17]Cervenka I, Agudelo LZ, Ruas JL. Kynurenines: Tryptophan's metabolites in exercise, inflammation, and mental health. Science 357, eaaf9794, 2017.

[18]Zhang ZM, Lin XC, Ma L, et al. Ischemic or toxic injury: A challenging diagnosis and treatment of drug–induced stenosis of the sigmoid colon. World J Gastroenterol 23: 3934–3944, 2017.

[19]Urushikubo J, Yanai S, Nakamura S, et al. Efficacy of indigo naturalis therapy for ulcerative colitis: a case series. Intern Med 58: 2299–2304, 2019.

[20]Kato J, Yoshida T, Niwa T. Blue polypoid colorectal lesions

in a woman with ulcerative colitis taking Qing-dai. Clin Gastroenterol Hepatol 14; A32, 2016.

[21]Hiramatsu K, Sakata H, Horita Y, et al. Mesenteric phlebosclerosis associated with long-term oral intake of geniposide, an ingredient of herbal medicine. Aliment Pharmacol Ther 36; 575-586, 2012.

Summary

Indigo Naturalis-associated Ischemic Intestinal Lesions

Shinya Sugimoto[1], Makoto Naganuma,
Tomohiro Fukuda, Yusuke Yoshimatsu,
Haruhiko Ogata[2], Yasushi Iwao[3],
Takanori Kanai[1]

Recently, we reported the efficacy of a herbal medicine indigo naturalis in terms of inducing mucosal healing in patients with UC (ulcerative colitis) . Meanwhile, adverse events, including pulmonary arterial hypertension and intussusception, were identified among patients with UC who used self-purchased indigo naturalis. Indigo naturalis-associated intestinal lesions, such as intussusception and nonspecific colitis, were more frequently diagnosed in the right side of the colon. Endoscopic findings varied, but were often characterized by solitary ulcer formation and/or an ischemic, colitis-like, reddish edematous mucosa. Although the mechanism of the disease is unclear, histopathological examination revealed the presence of phlebitis in the small blood vessels, suggesting that absorbed metabolites of indigo naturalis contribute to the development of the ischemic lesions. Therefore, awareness of the use of indigo naturalis and associated adverse events is important.

[1]Department of Gastroenterology, Keio University School of Medicine, Tokyo.

[2]Center for Diagnostic and Therapeutic Endoscopy, Keio University School of Medicine, Tokyo.

[3]Center for Preventive Medicine, Keio University School of Medicine, Tokyo.

双膦酸盐制剂（阿仑膦酸钠）致食管溃疡 1 例

池园 刚[1]

小野 阳一郎[2]

石川 智士

八尾 建史[1]

植木 敏晴[2]

太田 敦子[3]

田边 宽

原冈 诚司

岩下 明德

摘要● 患者60多岁，女性。患者主诉剑突下疼痛并在吞咽时加重，伴有食欲不振，到笔者所在科室就诊。EGD显示，食管距门齿25～35cm处有糜烂和浅溃疡，并伴有几乎全周性黏膜损伤。该患者存在用少量的水服用双膦酸盐药物的情况。因此，考虑为双膦酸盐制剂引起食管黏膜损伤，停药并联合使用抑酸剂和黏膜保护剂，症状迅速好转。如怀疑双膦酸盐制剂导致食管黏膜损伤，应详细了解用药方法，行EGD，及时采取相应措施。另外，为了预防发病，正确的服药方法的指导也很重要。

关键词 食管溃疡　双膦酸盐制剂　服药方法

[1] 福冈大学筑紫病院内视镜部　　〒 818-8502 筑紫野市俗明院 1 丁目 1-1
　　E-mail : ikezonogo1025@yahoo.co.jp
[2] 同　消化器内科
[3] 同　病理部

前言

双膦酸盐（bisphosphonate，BP）制剂被广泛用于骨质疏松症的治疗，其副作用有胃肠道症状、上消化道黏膜损伤、药物滞留在食管引起食管炎、食管溃疡等。这一次，作者经治了 1 例因 BP 制剂引起的食管溃疡。BP 制剂使用者若出现吞咽痛、上腹痛等症状时，应警惕 BP 制剂对食管黏膜损伤的可能，详细询问服药体位和方法，以及通过上消化道内镜检查（esophagogastroduodenoscopy，EGD）确认有无黏膜损伤，排除其他疾病，并进行及时的诊疗是非常重要的。

案例

患　者：60多岁，女性。

主　诉：吞咽痛、吞咽时加重的剑突下痛、食欲不振。

病　史：10多岁时行阑尾切除术治疗阑尾炎，40多岁时确诊微小病变性肾病综合征，50多岁时患焦虑症，行胆囊切除术治疗胆囊炎。

个人史：吸烟20支×30年（50岁起戒烟），不喝酒。

口服药物：阿仑膦酸钠（Bonaron® 口服35mg，每周服用 1 次）、泼尼松龙（1mg/d）、雷贝拉唑、丁溴东莨菪碱、盐酸雷莫司琼、盐酸奥洛他定、奥沙西泮、硝西泮、盐酸美金刚、劳拉西泮、丙戊酸。他没有服用抗菌药物、氯化钾制剂、非甾体抗炎药（NSAIDs）或抗凝药的用药史。

现病史：从 X 年 10 月 Y 日开始出现咽喉痛，吞咽时加重的和剑突下疼痛。症状持续存在，食欲下降，她于 10 月 Y+5 日去附近医院（耳鼻喉科）就诊。咽 / 喉内镜检查未发现异常，

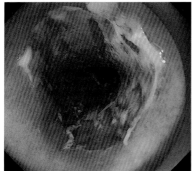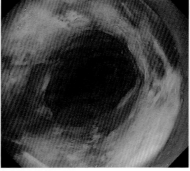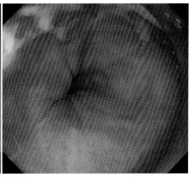

| a | b | c |

图1 第一次EGD图像。普通内镜图像（白光）

a 食管距门齿25～35cm处几乎可见粗糙黏膜。黏膜呈深红色，轻微水肿，非常脆弱，易出血。
b 粗糙的黏膜内有许多线状或地图状糜烂和溃疡，有白苔。糜烂和溃疡浅，边界不清。
c 病灶肛侧、SCJ附近未见明显黏膜损伤。

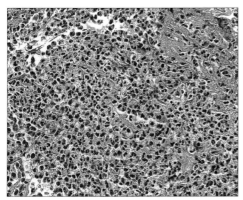

图2 活检组织病理学图像。显示食管溃疡，可见中性粒细胞为主的炎症反应、组织坏死和肉芽组织增生

于次日Y+6日转诊至笔者所在科室查明原因。

现　状：身高160.4cm，体重43.3kg，无睑结膜充血，颈部淋巴结无肿大，心音齐，呼吸音清，剑突下轻度压痛。没有发现驼背和姿势异常。

第一次EGD检查　食管距门齿25～35cm处可见全周性粗糙黏膜。黏膜呈深红色，轻微水肿，非常脆弱且容易出血（**图1a**）。粗糙黏膜内可见多条线状或地图状糜烂及溃疡，伴有白苔（**图1b**）。糜烂和溃疡浅，边界不清。从浅溃疡处进行活检。

在病变的口侧和肛侧以及食管胃黏膜交界处（squamo columnar junction，SCJ）附近未观

察到明显的黏膜损伤（**图1c**）。

组织病理学活检结果　第一次EGD时获得的组织病理学活检图像显示，食管溃疡形成，溃疡底部大量中性粒细胞浸润，并观察到炎性渗出物、组织坏死和肉芽组织增生（**图2**）。

临床经过　该患者多年来一直在服用阿仑膦酸钠，这是另一家医院为预防类固醇引起的骨质疏松症而开出的BP制剂。该患者可独立日常生活活动（ADL），没有观察到驼背或姿势异常，当询问BP制剂的详细服用方法时，发现原来他是用少量的水服下的药。根据临床症状/病程、口服药物和用药方法以及内镜检查结果，考虑为BP制剂导致的食管黏膜损伤。

嘱患者立即停用BP制剂，改用抑酸剂（由雷贝拉唑改为沃诺拉赞），并联合使用黏膜保护药（海藻酸钠）。此后，症状逐渐减轻，初诊2周后复诊时，症状消失，可进食。初步诊断后约8周，随访中进行的EGD显示，初次看到的带有糜烂和浅溃疡的粗糙糜烂黏膜已经愈合（**图3**）。从那以后，这些症状在随诊过程中没有再出现。

为防止阿仑膦酸钠恢复导致食管黏膜损伤复发，给患者足量饮水，并指导正确用药，口服后至少30min内不要躺下。然而，经患者与处方医生协商后，建议停药，正在对患者停药

进行随访中。

结果分析

BP制剂作为改善骨代谢的药物用于治疗骨质疏松症，因为它们被骨中的破骨细胞吸收后使细胞凋亡来抑制骨吸收。骨质疏松症的治疗方法多种多样，但具有丰富预防骨折证据的BP制剂常被用作首选。

另一方面，其副作用包括胃灼热和吞咽痛等胃肠道症状，以及食管炎和食管溃疡等上消化道黏膜损伤。BP制剂引起黏膜损伤的机制是抑制含氮甲羟戊酸代谢导致细胞增殖障碍，以及药物直接接触对黏膜产生化学刺激，考虑为药物破坏胃肠黏膜对酸的疏水屏障。De Groen等发现，475,000名服用阿仑膦酸钠的患者中有199例（0.04%）出现食管副作用，其中大部分是因为他们无法遵守有关药物的服药注意事项（如服用足够量的水，服药后30min内不得躺下）。为防止直接作用于胃肠黏膜而造成伤害，在服用BP制剂时，请按照说明书中的说明用足量的水（约180mL）口服，服药后30min内不要躺下，这一点很重要。

迄今为止，日本共报告了7例因BP制剂导致食管黏膜损伤的案例（不包括会议记录）（表1）。它在老年妇女中更常见。以前从未见过的吞咽痛、胸痛、剑突下痛和胃灼热等经常作为特征性症状突然出现。用药时间从3天至9年不等。在许多报道的病例中，用药方法不当，如服药后饮水少、服药后立即躺下等。包括日本以外报道在内，内镜检查结果表现为全周性狭窄、全周性重度反流性食管炎引起的纵向溃疡、深部溃疡、血肿等多种形式。好发部位多在食管中部，其原因可能是主动脉弓部和肥大的左心房等压迫食管，药物容易停滞。

引起食管黏膜损伤的药物包括以四环素类为主的抗菌药物、氯化钾制剂、抗心律失常药物和NSAIDs。近年来，随着BP制剂以及直接口服抗凝药达比加群酯使用频率的增加，相关的食管黏膜损伤的报告越来越多。达比加群酯

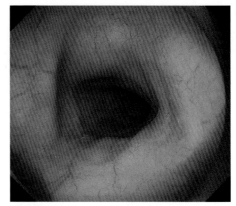

图3 第二次EGD图像。有糜烂和浅溃疡的粗糙黏膜消失并愈合

所致食管黏膜损伤的内镜表现以白色膜样物质的附着为特征，但BP制剂及其他药物性食管黏膜损伤的内镜表现多样，组织病理学上多无特征性表现。

因胃食管反流病、感染［疱疹病毒、巨细胞病毒（cytomegalovirus，CMV）等］、炎症性肠病（Crohn病、溃疡性结肠炎、肠道Behçet病）而出现糜烂/溃疡的食管病变也需要排除，且仅根据内镜检查结果做出明确诊断能力是有限度的。因此，在详细听取服药经历和服药方法的基础上，通过内镜检查，密切观察病变部位与SCJ的关系，以及糜烂、溃疡的形态非常重要。

另外，剑突下痛、胸痛等症状，应与急性冠脉综合征、心血管疾病等急迫性心源性胸痛疾病相鉴别。

治疗BP制剂引起的胃肠道黏膜损伤主要是停药，除此之外其他治疗方法尚无定论。在报道的中，有联合使用质子泵抑制剂（proton pump inhibitor，PPI）、组胺2受体拮抗剂（H_2RA）和胃黏膜保护药的。本例患者在服用PPI后发生食管黏膜损伤。除了停药加用海藻酸钠混悬液外，将PPI改为钾竞争性酸阻滞剂（potassium-competitive acid blocker，P-CAB），以加强对胃酸反流引起的继发性食管黏膜损伤的保护。

考虑到药物对黏膜的直接作用，预计随着

表1 日本双膦酸盐制剂引起的食管溃疡和食管炎报告病例

报告人	报告年份	年龄（岁）	性别	服药时间	口服方法	内镜检查	部位	BP制剂	治疗	经过
Terashima 等	2006	56	女性	6个月	不明	不规则溃疡，凹凸不平	下部	停用	PPI	减轻
Hokama 等	2007	27	女性	9年	少量水	纵向黏膜下血肿	中部	停用	PPI	7天后减轻
三好等	2008	71	女性	47日	少量水，卧位	多处溃疡，容易出血	中部~下部	停用	PPI，黏膜保护药	9天后减轻
Naniwa等	2008	30	男性	5日	足量水，坐位	环状糜烂，纵向溃疡	中部~下部	停用	PPI	14天后减轻
坊冈等	2012	54	女性	3日	少量水，睡前	全周性溃疡性病变	上部	没有列出	PPI，黏膜保护药	10天后减轻
伊藤等	2015	69	女性	3年	少量水	地图状糜烂	中部~下部	停用	H₂RA点滴，口服	14天后减轻
冈田等	2016	84	女性	2年	足量水，坐位	憩室下缘至肛侧浅溃疡	中部	改为静脉滴注	PPI	28天后减轻
自检示例	2020	60几岁	女性	数年	少量水	几乎全周性黏膜损伤，伴有糜烂、溃疡	中部	停用	P-CAB，黏膜保护药	14天后减轻

PPI：质子泵抑制剂；P-CAB：钾竞争性酸阻滞剂；H₂RA：组胺 2 受体拮抗剂；BP：双膦酸盐。

与食管黏膜的接触暴露时间变长，会导致病情变得更加严重。日本以外已有穿孔病例的报道。

由于 BP 制剂引起的食道黏膜伤害没有特征性的内视镜像，怀疑患有本疾病时，要详细询问服药时的体位和服药方法，通过 EGD 确认黏膜伤害，并排除其他疾病，快速进行诊断及治疗是很重要的。

结语

上面介绍了 1 例由 BP 制剂引起的药物性食管炎。未来随着人口老龄化，骨质疏松症患者人数将进一步增加，预计使用 BP 制剂的机会将增加。为了防止 BP 制剂引起食管黏膜损伤，需要详细介绍其用药方法。此外，如果患者服用 BP 制剂后出现吞咽痛或胸部症状，立即考虑为该药引起的食管黏膜损伤，详细询问服药时的体位和服药方法，并行 EGD 检查，排除其他疾病，快速进行诊断及治疗。

参考文献

[1]Crandall CJ, Newberry SJ, Diamant A, et al. Comparative effectiveness of pharmacologic treatments to prevent fractures: an updated systematic review. Ann Intern Med 161: 711–723, 2014.

[2]三木隆己，正木秀樹. ビスホスホネートと胃腸障害. Clin Calcium 19: 91–97, 2009.

[3]清村志乃，越野健司，木下芳一. 上部消化管障害とその対策. 骨粗鬆症治療 14: 105–110, 2015.

[4]de Groen PC, Lubbe DF, Hirsch LJ, et al. Esophagitis associated with the use of alendronate. N Engl J Med 335: 1016–1021, 1996.

[5]Terashima T, Hiramatsu K, Shimatani A, et al. An esophageal ulcer mimicking advanced esophageal cancer in a patient on andronate sodium treatment for osteoporosis. Endoscopy 38: E37, 2006.

[6]Hokama A, Ihara Y, Nakamoto N, et al. Esophagitis dissecans superficialis associated with bisphosphonates. Endoscopy 39: E91, 2007.

[7]三好潤，大森泰，高木英恵，他. 骨粗鬆症治療薬（ビスホスフォネート製剤）内服中に重篤な食道炎・食道潰瘍をきたした1例. Prog Dig Endosc 73: 126–127, 2008.

[8]Naniwa T, Maeda T, Mizoshita T, et al. Alendronate–Induced Esophagitis: possible pathogenic role of hypersensitivity to alendronate. Interm Med 47: 2083–2085, 2008.

[9]坊岡英祐，栗原直人，市原明子，他. 食道癌と鑑別を要した薬剤起因性食道潰瘍の1例. Prog Dig Endosc 80: 72–73, 2012.

[10]伊藤義幸，黒田有紀子，内山崇，他. 内視鏡検査で経過観察しえたビスフォスフォネート製剤による薬剤製食道炎の1例. 胃と腸 50: 193–197, 2015.

[11]岡田有史，下山克，福田眞作．食道憩室が発症に関与
したミノドロン酸による食道潰瘍の1例．Gastroenterol
Endosc 58: 2399–2404, 2016.

[12]Ryan JM, Kelsey P, Ryan BM, et al. Alendronate-induced
esophagitis: case report of a recently recognized from of
severe esophagitis with esophageal stricture—radiographic
features. Radiology 206: 389–391, 1998.

[13]Colina RE, Smith M, Kikendall JW, et al. A new probable
increasing case of esophageal ulceration: alendronate. Am J
Gastroenterol 92: 704–706, 1997.

[14]鳥谷洋右，中村昌太郎，富田一光，他．抗凝固薬によ
る食道粘膜傷害の特徴—ダビガトラン起因性食道炎．
胃と腸 51: 425–431, 2016.

[15]Famularo G, De Simone C. Fatal esophageal perforation with
alendronate. Am J Gastroenterol 96: 3212–3213, 2001.

Summary

Esophageal Ulcer Caused by Bisphosphonate
(Alendronate Sodium) , Report of a Case

Go Ikezono[1], Yoichiro Ono[2],
Satoshi Ishikawa, Kenshi Yao[1],
Toshiharu Ueki[2], Atsuko Ota[3],
Hiroshi Tanabe, Seiji Haraoka,
Akinori Iwashita

A 60-year-old woman complained of loss of appetite and
epigastric pain during swallowing. Upper gastrointestinal
endoscopy revealed almost complete mucosal injury with erosion
and a shallow ulcer 25–35cm from the esophageal incisor. The
patient was found to be taking a bisphosphonate preparation and
was consuming only a small amount of water with it. Subsequently,
the bisphosphonate preparation was withdrawn because of the
esophageal mucosal injury caused by it, and a combination of
antacid and mucosal protective agent was used.

Hence, in the cases where esophageal mucosal injury due
to bisphosphonates is suspected, it is important to understand
the detailed history of medications used by the patient, conduct
upper gastrointestinal endoscopy, and take appropriate measures
promptly. Moreover, appropriate instructions should be given
to the patients regarding the correct way to take medications to
prevent the onset of esophageal mucosal injury.

[1]Department of Endoscopy, Fukuoka University Chikushi
Hospital, Chikushino, Japan.
[2]Department of Gastroenterology, Fukuoka University Chikushi
Hospital, Chikushino, Japan.
[3]Department of Pathology, Fukuoka University Chikushi
Hospital, Chikushino, Japan.

阿仑膦酸钠致食管溃疡狭窄 1 例

吉井 重人 [1]

丸山 保彦

景冈 正信

大畠 昭彦

寺井 智宏

星野 弘典

矢野 庄悟

稻垣 圭佑

山田 裕

矢野 德幸

安田 和世 [2]

甲田 贤治

摘要●患者是一位80多岁的女性。她因吞咽困难、吞咽痛和体重减轻被转诊到笔者所在科室。内镜检查显示距门齿26～30cm的食管中段有一个全周性溃疡，食管胃交界处有反流性食管炎。服用沃诺拉赞和硫糖铝后，2周后症状趋于好转，但1个月后吞咽困难再次加重，并出现胸骨后痛。复查内镜发现胸段食管溃疡恶化，导致严重狭窄，经鼻内镜无法通过。再次确认口服药后，发现她服用阿仑膦酸钠约1年，因服药被诊断为药物性食管溃疡而停药。对食管狭窄进行了两次内镜球囊扩张后，可经口进食。

关键词　药物性食管溃疡　阿仑膦酸钠（ALN）　食管狭窄

[1] 藤枝市立综合病院消化器内科　〒426-8677 藤枝市骏河台 4 丁目 1-11
E-mail：s.yoshii@hospital.fujieda.shizuoka.jp
[2] 同　病理诊断科

前言

阿仑膦酸钠（alendronate，ALN）被广泛用作基于双膦酸盐的骨质疏松症治疗药物，可抑制破骨细胞的骨吸收并防止骨质流失。食管炎/溃疡是 ALN 最常见的副作用，但很少有需要扩张的严重狭窄病例的报道。

我们报告了由 ALN 引起的食管溃疡和严重狭窄并需要内镜球囊扩张的罕见病例。

案例

患　者：80 多岁女性。

主　诉：吞咽困难、吞咽痛、体重减轻。

病　史：乳腺癌、高血压、脑梗死、心力衰竭、膀胱过度活动症。无食管疾病史。

生活史：无吸烟/饮酒史。

口服药物：氯吡格雷、依那普利马来酸盐、硝苯地平、米拉贝隆、替普瑞酮、阿佐塞米。

现病史：因高血压等在附近就诊，2 个月前出现吞咽困难、吞咽痛，体重减轻约 3kg，因此转诊到笔者所在科室。

现　状：身高 144cm，体重 34.0kg，血压 141/88mmHg，脉搏 89 次/min，体温 37.4℃。驼背畸形。睑结膜轻度贫血。呼吸音清，心音齐。腹部平软，肠蠕动音正常。直肠检查未见黑便。

检测结果：Hb 10.1g/dL，贫血，总蛋白 6.3g/dL，白蛋白 3.4g/dL，胆碱酯酶 169 IU，营养状况下降，CRP 0.50mg/dL，炎症反应轻度升高。鳞状细胞癌（squamous cell carcinoma，SCC）抗原在正常范围内。

第 1 次 EGD 检查（2 月 X 日）　在距门齿 26 ～ 30cm 的胸段食管可见边界较清楚

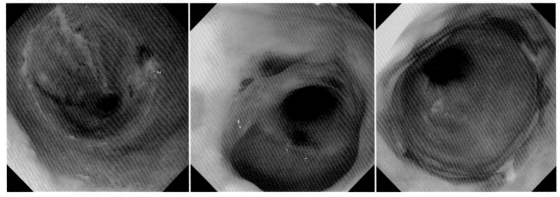

图1 第1次EGD图像

a 胸段食管可见全周性糜烂/溃疡，少量血黏附。

b 溃疡肛侧附近发现两处溃疡、狭窄。

c EGJ观察到反流性食管炎（洛杉矶分类C级）和轻度食管裂孔疝。

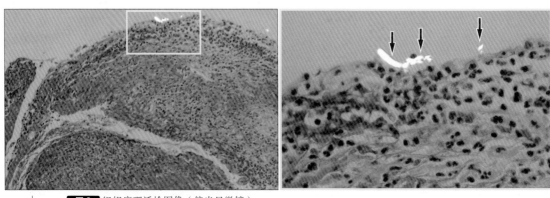

图2 组织病理活检图像（偏光显微镜）

a 食管覆盖复层鳞状上皮糜烂、脱落，黏膜固有层以中性粒细胞为主的炎症细胞浸润。

b a中黄框部分的放大图像。黏膜表面发现多个半透明偏光结晶（红色箭头）。

的全周性糜烂和溃疡，并有少量的血液黏附（图1a）。溃疡肛侧附近发现两处溃疡、狭窄，但外径为6mm的经鼻内镜很容易通过（图1b）。此外，在食管胃交界处（esophagogastric junction, EGJ）观察到反流性食管炎（洛杉矶分类C级）和轻度食管裂孔疝（图1c）。

组织病理学检查 图2显示了偏光显微镜图像。食管黏膜糜烂，黏膜固有层以中性粒细胞为主的炎症细胞浸润（图2a）。并在黏膜表面查见了半透明的偏光结晶（图2b，红色箭头）。

胸部CT检查 在胸段食管中观察到全周性管壁增厚，但没有观察到提示恶性肿瘤的发现，如壁不规则或纵隔淋巴结肿大等。由于转诊医生的处方中没有含任何可能引起食管炎或溃疡的药物，因此开具了沃诺拉赞和硫糖铝并进行了随访，2周后复查时吞咽困难和吞咽痛趋于改善。继续使用该药物，经过观察，约1个月后再次出现吞咽困难，吞咽痛加重，胸骨后部疼痛。再次就诊时（3月Y日），紧急施行EGD。

第2次EGD检查 胸段食管全周性溃疡伴白苔增厚，广泛血液黏附（图3a）。食管下段溃疡、狭窄严重，经鼻内镜无法通过（图3b）。

再次确认用药史时，发现与转诊医生不同

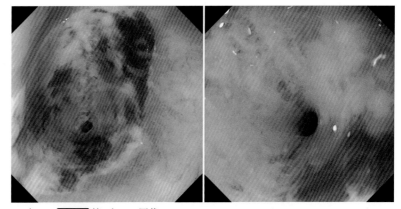

图3 第2次EGD图像

a | b

a 胸段食管全周性溃疡伴白苔增厚，广泛血液黏附。
b 食管下段溃疡、狭窄严重，经鼻内镜无法通过。

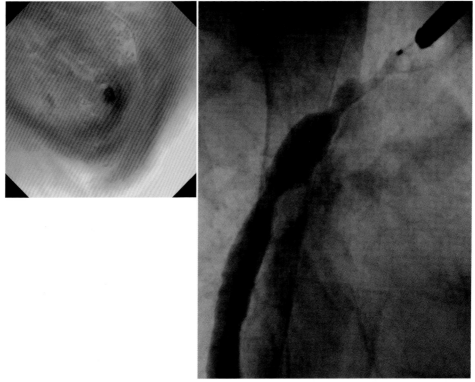

图4 第3次EGD/EGD下X线造影图像

a | b

a 胸段食管溃疡底部变浅，有好转的趋势。
b 内镜下食管X线造影检查显示，狭窄长37mm，最严重的狭窄区域内径为2～3mm。

的医院从1年前开始对骨质疏松症开了ALN（博那隆，5mg/d）的处方并服用，因此诊断为ALN引起的药物性食管溃疡，停止口服给药。由于进食困难，入院接受静脉补液、奥美拉唑静脉注射、硫糖铝保守治疗，1周左右胸骨后疼痛好转。

第3次EGD以及EGD下X线造影检查（3月Y+7日） 胸段食管溃疡基底部变浅，

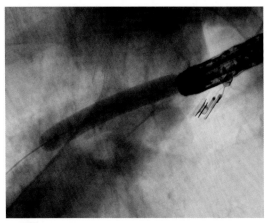

图5 第4次EGD下X线检查图像。使用食管球囊扩张器将食管狭窄处扩张至直径6mm

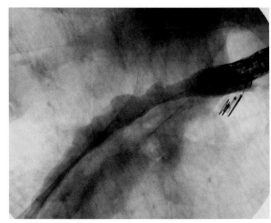

图6 第5次EGD下X线检查图像。球囊扩张后，内镜下注入的泛影葡胺流动良好

黏膜上皮部分再生，呈好转趋势（**图4a**）。内镜下使用泛影葡胺行食管X线造影检查显示，狭窄长37mm，最严重的狭窄区域内径为2～3mm（**图4b**）。

EGD证实胸段食管溃疡好转，行经内镜食管球囊扩张术。

第4次EGD下X线检查（3月Y+10日）
使用食管球囊扩张器（CRE Balloon Dilator，6～8mm，Boston Scientific制造）将食管狭窄部扩张至直径6mm（**图5**）。球囊扩张时观察到少量出血，但狭窄处几乎未见切迹形成，狭窄处缺乏纤维化，较软，容易扩张。

第5次EGD下X线检查（4月Z日）
将食管狭窄球囊扩张至内径为8mm。在内镜下注入的泛影葡胺流动良好（**图6**）。

第6次EGD检查（4月Z+6日） 胸段食管溃疡瘢痕化，经鼻内镜通过良好（**图7**）。

在两次食管扩张后，可以口服3分钟粥。患者不愿意再做进一步的扩张术，全身状况稳定后出院。之后停止口服ALN，症状没有进一步恶化。

结果分析

众所周知，广泛用于骨质疏松症的ALN可引起食管炎和溃疡，其发展机制是与黏膜疏水

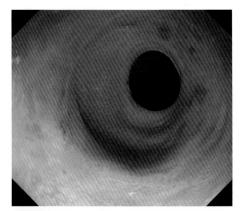

图7 第6次EGD图像。胸段食管溃疡瘢痕化，经鼻内镜通过良好

性和耐酸性的磷脂酰胆碱和双膦酸盐具有相似的结构，因此双膦酸盐可破坏磷脂胆碱的黏膜防御机制。

1996年，de Groen等在475,000例服用ALN的患者中发现了199例（0.04%）有食管不良反应，其中51例（26%：51/199）较严重，32例（16%：32/199）需要住院治疗。作为不良反应发生时间调查数据收集的43例患者中有39例（90.7%）在口服给药1个月内发病，超过一半的患者表示未遵守用药说明（服用180mL或更多的水并在服药后直立30min或更长时间），说明了遵医嘱服药的重要性。本

例经证实为 ALN 服用时饮水量少，推测用药习惯不当及驼背导致 ALN 食道滞留是造成食道溃疡的原因。

ALN 引起的食管炎 / 溃疡的症状包括吞咽困难、吞咽痛、胸骨后痛和胃灼热，类似于其他药物引起的食管炎。内镜检查结果与其他药物性食管炎 / 溃疡一样，没有特征性表现，如本例中的全周性溃疡 / 狭窄病变、广泛坏死性隆起性病变伴有渗出物、纵向的黏膜下血肿形成和环状黏膜龟裂（剥离性食管炎）、深挖溃疡性病变、与食管癌难以区分的病变、地图样糜烂等，仅通过内镜图像似乎难以确认诊断。但是，通过内镜检查发现药物容易停滞的中段食管有食管炎、溃疡病变时，通过询问确定有关口服药物，可以确诊。

药物性食管炎的组织病理学表现为以中性粒细胞为主的炎症细胞浸润、黏膜增生、黏膜上皮脱落等非特异性急性炎症表现，缺乏特异性组织学改变。在 ALN 引起的食管炎 / 溃疡中，10 例活检中有 6 例（60%）发现半透明偏光结晶，10 例中有 3 例（30%）在结晶附近的炎性渗出物中发现多核巨细胞，提示与 ALN 有关。该病例用偏光显微镜重新检查活检标本时，在病变中证实了相同的晶体（**图 2b**），检测出现概率较高的到半透明偏光结晶的存在，有助于诊断 ALN 相关性食管炎 / 溃疡。

有不少报道称 ALN 引起的食管炎和溃疡，通过停药或者药物混合口服抗酸剂和黏膜保护剂治疗，1～2 周后可好转。有少数病如本例所示因狭窄严重而需行内镜扩张。也有顽固性病例的报道，如 Ueda 等报道了 1 例因 ALN 引起的食管狭窄半年内需要进行 7 次内镜球囊扩张。Paul 等指出 ALN 引起食管狭窄的机制推测是由长期口服 ALN 引起的持续性食管炎症引起的。事实上，Yue 等指出，在食管狭窄的病例中，症状出现后 1～8 个月 ALN 使用都没有中断。在本例中，从发病到 ALN 停药已经过去了大约 4 个月，很遗憾第一次就诊时口服药物的确认不够充分。当患者出现吞咽困难、吞咽痛、胸骨后痛等就诊时，应询问患者足够的问题，包括口服药物的确认，如果确认可能引起食管炎症的药物，则应立即停药。仔细进行 EGD 并及时开始适当的治疗对于避免食管狭窄是很重要的。

结语

笔者报告了 ALN 服用约 1 年 3 个月后，从药物性食道溃疡到需要内镜球囊扩张术的重度狭窄的罕见病例。由于许多食管不良反应可以通过药物指导和 ALN 服用依从性来预防，因此确保彻底遵守用药指导，以及症状出现时，充分进行用药物情况的详细问诊是非常重要的。

参考文献

[1]Abraham SC, Cruz-Correa M, Lee LA, et al. Alendronate-associated esophageal injury: pathologic and endoscopic features. Mod Pathol 12: 1152-1157, 1999.

[2]Lichtenberger LM, Romero JJ, Gibson GW, et al. Effect of bisphosphonates on surface hydrophobicity and phosphatidylcholine concentration of rodent gastric mucosa. Dig Dis Sci 45: 1792-1801, 2000.

[3]de Groen PC, Lubbe DF, Hirsch LJ, et al. Esophagitis associated with the use of alendronate. N Engl J Med 335: 1016-1021, 1996.

[4]Ueda K, Muto M, Chiba T. A case of esophageal ulcer caused by alendronate sodium tablets. Gastrointest Endosc 73: 1037-1038, 2011.

[5]Ryan JM, Kelsey P, Ryan BM, et al. Alendronate-induced esophagitis: case report of a recently recognized form of severe esophagitis with esophageal stricture-radiographic features. Radiology 206: 389-391, 1998.

[6]Sia KK, Iser D, Heng R, et al. Images of interest. Gastrointestinal: esophagitis caused by alendronate. J Gastroenterol Hepatol 19: 936, 2004.

[7]Hokama A, Ihama Y, Nakamoto M, et al. Esophagitis dissecans superficialis associated with bisphosphonates. Endoscopy 39: E91, 2007.

[8]三好潤、大森泰、高木英恵、他. 骨粗鬆治療薬（ビスホスフォネート製剤）内服中に重篤な食道炎・食道潰瘍をきたした1例. Prog Dig Endosc 73: 126-127, 2008.

[9]坊岡英祐、栗原直人、市原明子、他. 食道癌と鑑別を要した薬剤起因性食道潰瘍の1例. Prog Dig Endosc 80: 72-73, 2012.

[10]Terashima T, Hiramatsu K, Shimatani A, et al. An esophageal ulcer mimicking advanced esophageal cancer in a patient on alendronate sodium treatment for osteoporosis. Endoscopy 38: E37, 2006.

[11]伊藤義幸、黒田有紀子、内山崇、他. 内視鏡検査で経過観察しえたビスフォスフォネート製剤による薬剤性食道炎の1例. 胃と腸 50: 193-197, 2015.

[12]太田敦子、岩下明徳、池田圭祐、他. びらん・潰瘍

を呈する食道病変の病理診断. 胃と腸 50: 131-138, 2015.

[13]Paul AK, Seetharaman M. Esophageal stricture associated with alendronate use. CMAJ 183: E429, 2011.

[14]Yue QY, Mortimer O. Alendronate--risk for esophageal stricture. J Am Geriatr Soc 46: 1581-1582, 1998.

[15]Cryer B, Bauer DC. Oral bisphosphonates and upper gastrointestinal tract problems: what is the evidence? Mayo Clin Proc 77: 1031-1043, 2002.

Summary

Esophageal Stenosis due to Ulcer caused by Alendronate Sodium Hydrate, Report of a Case

Shigeto Yoshii[1], Yasuhiko Maruyama,
Masanobu Kageoka, Akihiko Ohata,
Tomohiro Terai, Hironori Hoshino,
Shogo Yano, Keisuke Inagaki,
Yutaka Yamada, Noriyuki Yano,
Kazuyo Yasuda[2], Kenji Koda

A woman in her 80s visited our hospital because of dysphagia, swallowing pain, and weight loss. Endoscopic examination revealed circumferential erosion and ulceration in the mid-thoracic esophagus 26 to 30cm from the incisor and reflux esophagitis corresponding to the esophagogastric junction. She received vonoprazan and sucralfate for 2 weeks, and her symptoms improved. However, 1 month later, she complained of severe dysphagia and retrosternal pain. When reexamined by endoscopy, the esophageal ulcer of the thoracic esophagus was exacerbated, causing massive stenosis that could not be passed by a nasal endoscope. When reconfirming the oral medications, it was identified that she had been taking alendronate sodium hydrate for about 1 year, and she was diagnosed with drug-induced esophageal ulcer. She underwent endoscopic balloon dilation twice for esophageal stenosis, which made her able to eat again.

[1]Department of Gastroenterology, Fujieda Municipal General Hospital, Fujieda, Japan.
[2]Department of Pathology, Fujieda Municipal General Hospital, Fujieda, Japan.

美沙拉嗪制剂致小肠炎 1 例

大谷 一郎 [1]
冈 志郎 [2]
田中 信治 [1]
饭尾 澄夫 [2]
壶井 章克
林 亮平 [1]
上野 义隆
有广 光司 [3]
茶山 一彰 [2]

摘要 ● 70多岁，女性。1年前，医生诊断为全结肠型溃疡性结肠炎（UC），开始用美沙拉嗪制剂和泼尼松龙治疗。其间观察到腹泻、腹痛加重，诊断为UC加重。利用免疫净化治疗降低了血CRP，改善了腹痛，但腹泻没有改善，因此患者转入笔者所在医院。经过结肠镜检查和血液检查显示UC没有恶化，双球囊小肠镜检查显示回肠有白苔附着的全周性浅溃疡和粗糙的黏膜。怀疑有药物性肠炎的可能性，停止口服美沙拉嗪制剂后，症状迅速好转。停药约2周后，观察到小肠黏膜改善，美沙拉嗪制剂DLST也呈阳性，诊断为美沙拉嗪小肠炎。

关键词   溃疡性结肠炎   美沙拉嗪   药物性小肠炎   胶囊内镜检查   双球囊小肠镜检查

[1] 広島大学病院内視鏡診療科 〒734–8551 広島市南区霞 1 丁目 2–3
[2] 同 消化器・代謝内科
[3] 同 病理診断科

前言

溃疡性结肠炎（ulcerative colitis，UC）主要侵犯黏膜，经常形成糜烂或溃疡，为大肠原因不明的糜烂性非特异性炎症。目前 UC 的许多治疗药物正在研发中，治疗指南每年都在修订，其中美沙拉嗪制剂是直肠炎型和轻中度左侧结肠炎型/全结肠炎型的治疗用药，同时还是维持缓解用药。

美沙拉嗪制剂的副作用方面，有间质性肺炎、心肌炎、胰腺炎等脏器损伤和美沙拉嗪不耐受等不良反应的报道，但美沙拉嗪制剂引起药物性小肠炎的报道很少。

此次，笔者等经治了 1 例呈现难治性腹泻症状，难以诊断的美沙拉嗪起因性小肠炎病例，在此进行报告。

案例

患　者：70 多岁的女性。

主　诉：腹痛、腹泻。

家族史：无特殊说明。

病　史：IgA 肾病、Basedow 病（Graves 甲亢）。

生活史：无饮酒或吸烟史。

现病史：2 年前腹泻频繁，就诊，经结肠镜检查确诊为全结肠炎型 UC。治疗开始时美沙拉嗪制剂 1500mg/d 和泼尼松龙 40mg/d，但由于类固醇剂量减少后症状复发，所以泼尼松龙维持治疗剂量在 12.5mg/d。从 1 年前开始，腹痛和腹泻的频率增加，诊断为 UC 加重，开始每周 3 次粒细胞净化治疗（granulocytapheresis，G-CAP），共 6 次。此后，血 C 反应蛋白

血细胞计数		生化学		BUN	9.5mg/dL
WBC	14,770/μL	T-Bil	0.3mg/dL	Cre	0.66mg/dL
RBC	$474 \times 10^4/\mu$L	AST	46U/L	T-Cho	98mg/dL
Hb	13.1g/dL	ALT	43U/L	TG	98mg/dL
Hct	38.1%	ALP	405U/L	CRP	0.15mg/dL
MCV	80.74fl	LDH	291U/L	免疫	
PLT	$13.2 \times 10^4/\mu$L	Na	131mEq/L	IgG	519mg/dL
凝血全套		K	3.5mEq/L	IgA	78mg/dL
PT-INR	73%	Cl	107mEq/L	IgM	19mg/dL
APTT	32sec	Ca	4.7mEq/L	肿瘤标志物	
Fib	79.3mg/dL	TP	3.2g/dL	CEA	1.7ng/mL
		Alb	1.3g/dL	CA19-9	22U/mL

（C-reactive protein，CRP）下降，腹痛略有改善，但腹泻次数未见改善，因此转至笔者所在科室详细检查治疗。

入院时：身高136.4cm，体重41.2kg，BMI 22.1，体温36.7℃，脉搏81次/min，血压102/71mmHg。头颈没有特别表现。胸部心音和呼吸音正常。腹部隆起且柔软。没有压痛或反跳痛。肠鸣音正常。小腿水肿。无浅表淋巴结肿大。

入院时的血液检查结果（表1） WBC高达14,770/μL，CRP 0.15mg/dL在正常范围内。TP 3.2g/dL和Alb 1.3g/dL，确认了长期严重腹泻，导致营养不良状态。肿瘤标志物为CEA 1.7ng/mL和CA19-9 22U/ml，均在正常范围内。

结肠镜检查 在整个大肠中发现粗糙的颗粒状黏膜。回肠末端黏膜轻度萎缩，未见明显溃疡或糜烂。

临床病程1 入院后下消化道内镜提示UC加重，美沙拉嗪制剂由1g/d栓剂改为口服3600mg/d，进行10次G-CAP，但排便次数保持在每日10次以上，腹泻未见改善。加之营养状况改善不佳，需频繁使用白蛋白，故行小肠X线造影、小肠胶囊内镜、经肛门双球囊内镜（double balloon endoscopy，DBE）查明病因。

小肠胶囊内镜检查 小肠上段黏膜水肿，呈散在发红、糜烂、散在溃疡，小肠下段可见全周性溃疡，附有白苔（**图1a、b**）。

经肛门DBE结果 从末端回肠观察到连续的绒毛萎缩。在最深处发现一个浅的全周性溃疡，附着有黏稠的白苔（**图1c、d**），并从该部分进行活检。

活检的组织病理学结果（回肠） 浅表黏膜呈再生性改变，未形成隐窝脓肿。黏膜固有层伴有慢性炎症细胞（以浆细胞为主）和中性粒细胞浸润。没有观察到肉芽肿或刚果红染色阳性的淀粉样物质沉积，也没有观察到其他特异性组织学改变或肿瘤（**图1e**）。

临床病程2 考虑到药物性小肠炎的可能，停用美沙拉嗪制剂。停药后腹泻症状逐渐好转，减少到每日1～4次，营养状况有相应改善的趋势，停药47天后出院。出院后，类固醇的剂量逐渐减少至每天5mg。美沙拉嗪制剂的药物诱导淋巴细胞刺激试验（drug-induced lymphocyte stimulation test，DLST）呈阳性，因此诊断为美沙拉嗪诱导性小肠炎。

经肛门DBE结果（美沙拉嗪停药后2周） 黏膜图像粗糙，绒毛萎缩，但溃疡较停药前消失，黏膜水肿及白苔附着不明显，血管透见性良好（**图2**）。

结果分析

由于使用传统的柳氮磺吡啶出现副作用和

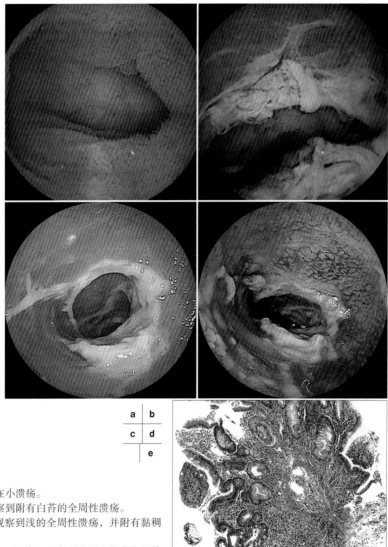

图1 小肠镜和活检组织病理图像

a 胶囊内镜图像（小肠上段）。散在小溃疡。

b 胶囊内镜图像（小肠下段）。观察到附有白苔的全周性溃疡。

c 经肛门DBE图像（正常观察）。观察到浅的全周性溃疡，并附有黏稠的白苔。

d C图相同的部分喷洒靛胭脂后的DBE图像。观察到溃疡边缘萎缩的绒毛。

e 活检组织病理学图像（HE染色）。在黏膜固有层中观察到慢性炎症细胞浸润，但未观察到特异性组织学改变或肿瘤。

不耐受的病例较多，特别需要注意的是可逆性男性不育症。因此美沙拉嗪作为消除了磺胺吡啶，仅以5-氨基水杨酸（5-ASA）为成分的药物被研发，其安全性比较高，逐渐在UC治疗中占据主导地位。但是，美沙拉嗪引起的不良反应有时难以诊断，特别是有本病例那样合并了难治性UC的情况时，有可能将腹泻的原因诊断为UC加重。即使临床怀疑美沙拉嗪引起的不良反应，也没有可靠的诊断方法，例如

DLST对美沙拉嗪过敏的敏感性和特异性分别为24%和80%，特异性高但敏感性低。

作为美沙拉嗪副作用的腹泻发生率为0.5%～10.8%，其机制被认为是继发于回肠和结肠的Na^+/K^+-ATPase抑制引起的钠和水吸收障碍。此外，腹泻是美沙拉嗪过敏的典型症状，据Hanauer等称，其发生率为4.6%，而血便和发热为1.4%。但是，关于像本病例一样通过内镜指出药物性小肠炎的报告，在

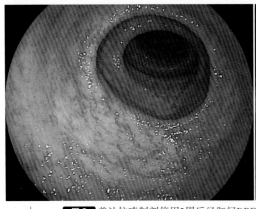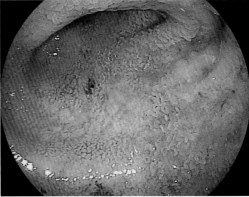

图2 美沙拉嗪制剂停用2周后经肛门DBE图像
a 正常内镜图像。溃疡消失，血管透见性良好。
b 靛胭脂喷洒图像。绒毛萎缩的粗糙黏膜残存。

1996 年 6 月至 2019 年 10 月，在 PubMed 中以 "Mesalazine" "enteritis" 或 "Mesalazine" "ilitis" 为关键词进行检索，没有发现类似的报告。

美沙拉嗪引起的小肠炎是一种相对罕见的不良反应，但可以通过内镜检查确诊。服用美沙拉嗪的 UC 患者合并顽固性腹泻，要考虑到药物性小肠炎的可能性，应积极进行胶囊内镜和 DBE 小肠观察。

结语

我们报告了 1 例美沙拉嗪引起的小肠炎伴顽固性腹泻。对于服用美沙拉嗪制剂的 UC 患者伴有顽固性腹泻，应进行小肠检查。

参考文献

[1]難治性炎症性腸管障害に関する調査研究（鈴木班）. 潰瘍性大腸炎・クローン病診断基準・治療指針平成30 年度改訂版. 厚生労働科学研究費補助金難治性疾患等政策研究事業, 2019.

[2]Sehgal P, Colombel JF, Aboubakr A, et al. Systematic review: safety of mesalazine in ulcerative colitis. Aliment Pharmacol Ther 47: 1597–1609, 2018.

[3]Saito D, Hayashida M, Sato T, et al. Evaluation of the drug-induced lymphocyte stimulation test for diagnosing mesalazine allergy. Intest Res 16: 273–281, 2018.

[4]Fine KD, Sarles HE Jr, Cryer B. Diarrhea associated with mesalamine in a patient with chronic nongranulomatous enterocolitis. N Engl J Med 338: 923–925, 1998.

[5]Hanauer S, Schwartz J, Robinson M, et al. Mesalamine capsules for treatment of active ulcerative colitis: results of a controlled trial. Pentasa study group. Am J Gastroenterol 88: 1188–1197, 1993.

Summary

Enteritis Caused by Mesalazine, Report of a Case

Ichiro Otani[1], Shiro Oka[2],
Shinji Tanaka[1], Sumio Iio[2],
Akiyoshi Tsuboi, Ryohei Hayashi[1],
Yoshitaka Ueno, Koji Arihiro[3],
Kazuaki Chayama[2]

A 72-year-old woman was diagnosed with UC (ulcerative colitis) 1 year ago. Although she had been treated with prednisolone and mesalazine, her diarrhea had exacerbated and abdominal pain was also observed. The referring doctor started granulocytapheresis, and both CRP and abdominal symptoms improved. However, her diarrhea failed to improve; therefore, she was referred to our hospital. Colonoscopy and blood test indicated that the possibility of UC exacerbation was low. Antegrade double-balloon endoscopy revealed a circular shallow ulcer in the ileum with strong mucus adhesion and a rough mucous membrane. We suspected drug-induced enteritis, and discontinued mesalazine therapy, after which her symptoms diminished promptly. We confirmed mucosal improvement in the ileum by double-balloon endoscopy 2 weeks after mesalazine cessation. In addition, mesalazine showed a strong reaction in a drug-induced lymphocyte stimulation test. Finally, she was diagnosed with mesalazine-induced enteritis.

[1]Department of Endoscopy, Hiroshima University Hospital, Hiroshima, Japan.

[2]Department of Gastroenterology and Metabolism, Hiroshima University Hospital, Hiroshima, Japan.

[3]Department of Anatomical Pathology, Hiroshima University Hospital, Hiroshima, Japan.

服用抗血栓药物时小肠壁血肿致肠梗阻1例

筱崎 聪[1,2]

矢野 智则[2]

砂田 圭二郎

山本 博德

摘要 ● 患者是一名50多岁的男性。在心脏瓣膜病治疗后长期口服华法林，由于酒精过量，华法林的控制经常恶化。本次因腹胀和呕吐住院，发现凝血酶原时间明显延长，腹部增强CT显示上段空肠环周壁均匀增厚，提示小肠梗阻。经禁食和鼻胃管减压后改善症状。入院第5天行经口双球囊内镜检查，选择性空肠X线造影呈"钱币堆积征（stack of coins）"样，认为是Kerckring皱襞增厚所致。直接内镜观察发现上段空肠有一15cm全周性红色增厚Kerckring皱襞，由于前后区域可观察到黏膜下有黑色血肿，因此诊断为抗凝性肠梗阻。

关键词　抗凝性肠梗阻　小肠壁血肿　肠梗阻　双球囊内镜　华法林

[1] 篠﨑内科クリニック　〒321-3223 宇都宮市清原台6丁目1-13
　　E-mail : shinozaki-s@aqua.ocn.ne.jp
[2] 自治医科大学内科学講座消化器内科学部門

前言

McLauchlan 在 1838 年尸检时报告了十二指肠血肿导致的肠梗阻，Hafner 等在 1962 年报道了口服华法林患者小肠壁血肿导致的肠梗阻，称为抗凝性肠梗阻。抗凝性肠梗阻的概念是，在服用华法林的患者中，小肠壁持续出血导致 Kerckring 褶皱增厚，并因压迫而阻塞小肠腔。病例报告以日文和英文为主，但内镜观察病灶的报道较少。本次报道 1 例使用双球囊内镜直接内镜观察抗凝性肠梗阻病变的病例。

案例

患　　者：50多岁，男性。

主　　诉：腹胀、恶心、呕吐。

病　　史：30多岁行主动脉瓣置换术（因机械瓣膜口服华法林），酒精依赖（因大量饮酒导致凝血酶原时间不稳定）。

现病史：2 天前因腹胀、恶心、呕吐，就诊于大学医院，CT 诊断肠梗阻入院。

入院时：腹部平坦柔软，上腹部轻度压痛和膨胀，四肢多处出血点。

入院时实验室检查结果：白细胞 11,700/μL，C 反应蛋白（C-reactiveprotein，CRP）6.2mg/dL，炎症反应增加，凝血酶原时间 - 国际标准化比值（prothrombin time-international normalized ratio，PT-INR）14.6，凝血时间明显延长。

腹部增强 CT 检查结果　上段空肠可见残端样同心均匀壁增厚，考虑为小肠壁血肿所致肠梗阻（**图1**）。

内镜检查　入院第 5 天行经口双气囊小肠

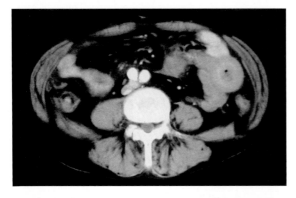

图1 入院时腹部增强CT图像。在上段空肠中观察到全周性均匀的壁增厚

［引自"Shinozaki S, et al. Direct observation with double-balloon enteroscopy of an intestinal intramural hematoma resulting in anticoagulant ileus. Dig Dis Sci 49：902–905"，2004年获得转载许可］

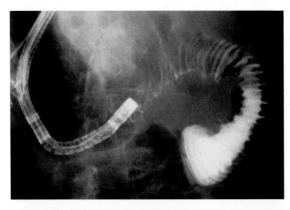

图2 住院第5天经口双气囊小肠镜选择性空肠X线造影成像。通过扩张内镜尖端的球囊以阻塞管腔，防止造影剂反流，并选择性地进行空肠造影。可见"stack of coins"样外观

［引自"Shinozaki S, et al. Direct observation with double-balloon enteroscopy of an intestinal intramural hematoma resulting in anticoagulant ileus. Dig Dis Sci 49：902–905"，2004年获得转载许可］

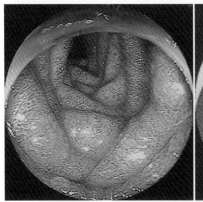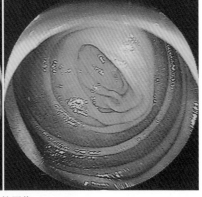

a | b

图3 住院第5天经口双气囊内镜图像
a 上段空肠连续15cm的红色增厚Kerckring皱襞。
b 在病变的口侧边界观察到黑色黏膜，认为黏膜下有黑色血肿。
［引自"Shinozaki S, et al. Direct observation with double-balloon entreoscopy of an intestinal intramural hematoma resulting in anticoagulant ileus. Dig Dis Sci 4：902–905"，2004年获得转载许可］

镜检查。在选择性空肠X线造影成像中，于近端空肠扩张内镜尖端球囊，通过活检道注射造影剂，观察到由于Kerckring褶皱增厚而导致的"stack of coins"样外观（**图2**）。内镜直接观察发现空肠上段有一15cm圆形红色增厚Kerckring皱襞（**图3a**），前后可见黏膜下黑色血肿（**图3b**）。

住院过程 因为CT未提示肠坏死、肠穿

孔或腹腔内出血，因此选择保守治疗。经鼻胃管减压、禁食使小肠休息，只中断华法林，不进行维生素 K 逆转，PT-INR 恢复正常，腹部症状得到改善，可以进食后出院。

结果分析

抗凝性肠梗阻是一种罕见的疾病，每年服用华法林的患者中约 2500 人中有 1 人患上这种疾病。受影响最严重的器官是空肠，其次是十二指肠和回肠。这种疾病可能发生在正在服用目前越来越多的直接口服抗凝剂（direct oral anticoagulant，DOAC）的患者，以及凝血功能异常的患者，如血液疾病和肝硬化等。服用华法林的患者，当 PT-INR 显著延长时，会导致小肠壁血管破裂和内出血。持续的壁内出血会导致血肿形成，Kerckring 褶皱肿胀，全周性壁增厚，导致肠腔阻塞。这种壁内血肿被认为是通过渗透梯度使血肿吸收周围的液体而增大。发病时，PT-INR 可能会严重偏离正常范围，但也可能在正常范围内。

当发现因肠梗阻来院就诊的患者正在服用华法林时，有必要考虑诊断该疾病。据报道，口服华法林出现抗凝性肠梗阻时的 PT-INR 显著延长，平均为 11.6。可出现腹胀、恶心、呕吐等肠梗阻症状，约 40% 的患者出现黑便、呕血等消化道出血症状。如果腹部检查、腹部平片检查或腹部超声检查怀疑肠梗阻，则需要进行增强 CT 评估。特征性发现是小肠壁巨大血肿或小肠全周性向心性增厚，应注意不要忽视腹腔内出血或游离气体。胶囊内镜禁用于疑似狭窄的病例，不适用于怀疑患有本疾病的情况。

增强 CT 有助于肠梗阻的明确诊断以及穿孔和腹腔出血的评估，但由于不能直接观察病变，因此不能明确诊断抗凝性肠梗阻。作为明确诊断的手段，有通过开腹或腹腔镜探查从外侧观察肠管的方法和通过双球囊内视镜从内侧观察的方法。前一种剖腹/腹腔镜探查不推荐用于诊断目的，因为它有很高的出血风险，在大多数情况下入院时 PT-INR 会延长。另一方面，21 世纪上市的双气囊内镜实现了对小肠黏膜的直接观察，通过选择性造影进行狭窄评价，并根据需要进行活检。入院后保守治疗缓解肠梗阻症状时，应考虑内镜检查。选择性小肠 X 线造影显示"stack of coins"样外观（picket fence sign），是被增厚的 Kerckring 褶襞压迫导致的，肠镜显示增厚/微红色水肿样 Kerckring 褶襞及其黑色黏膜，可观察黏膜下血肿。

抗凝性肠梗阻基本是禁食、鼻胃管减压等保守治疗，但 7 天内出现腹腔大量出血、肠坏死或肠穿孔等症状，保守治疗无效时可考虑手术治疗。在华法林药物引起的 PT-INR 延长的情况下，通常不需要静脉注射维生素 K 逆转，因为停止华法林后凝血功能会迅速恢复正常。静脉注射维生素 K 会因反跳高凝状态而增加发生血栓栓塞的风险，一旦发生血栓栓塞，难以改善，应慎重考虑。当需要紧急手术或无法控制出血时，可能需要静脉注射维生素 K。

大多数病例通过禁食等保守治疗可得到改善，约有 10% 的病例是通过手术治疗的。手术治疗是从肠壁外侧切开血肿清除，根据情况考虑小肠切除术。也有报道腹腔镜切除小肠壁血肿恶微创手术方式。虽然关于本病远期病程的报道很少，但 Abbas 等正在调查 13 例小肠壁内血肿的远期预后，其中 2 例在住院期间死于其他基础疾病（淋巴瘤期间化疗 1 例，肝硬化合并脓毒症 1 例），其余 11 例出院，据报道随访平均 35 个月无壁内血肿复发。

结语

本文主要介绍抗凝性肠梗阻病例的双气囊内镜检查结果。本病单用 CT 往往难以明确诊断，经保守治疗症状消退后，可行双气囊内镜明确诊断。

这篇文章发表在 *Digestive Diseases and Sciences*，第 49 卷，第 6 期。这是对这些案例的讨论。

参考文献

[1]McLauchlan J. Fatal false aneurysmal tumour occupying nearly the whole of the duodenum. The Lancet 30; 203–205, 1838.

[2]Hafner CD, Cranley JJ, Krause RJ, et al. Anticoagulant ileus. JAMA 182; 947–949, 1962.

[3]Shinozaki S, Yamamoto H, Kita H, et al. Direct observation with double-balloon enteroscopy of an intestinal intramural hematoma resulting in anticoagulant ileus. Dig Dis Sci 49; 902–905, 2004.

[4]Bettler S, Montani S, Bachmann F. Incidence of intramural digestive system hematoma in anticoagulation. Epidemiologic study and clinical aspects of 59 cases observed in switzerland (1970–1975). Schweiz Med Wochenschr 113; 630–636, 1983.

[5]Sorbello MP, Utiyama EM, Parreira JG, et al. Spontaneous intramural small bowel hematoma induced by anticoagulant therapy: review and case report. Clinics (Sao Paulo) 62; 785–790, 2007.

[6]Abdel Samie A, Theilmann L. Detection and management of spontaneous intramural small bowel hematoma secondary to anticoagulant therapy. Expert Rev Gastroenterol Hepatol 6; 553–558 ; quiz 559, 2012.

[7]Veldt BJ, Haringsma J, Florijn KW, et al. Coumarin-induced intramural hematoma of the duodenum: case report and review of the literature. Scand J Gastroenterol 46; 376–379, 2011.

[8]Abbas MA, Collins JM, Olden KW, et al. Spontaneous intramural small-bowel hematoma: clinical presentation and long-term outcome. Arch Surg 137; 306–310, 2002.

[9]伊藤直，春木伸裕，高須惟人，他．腹腔鏡手術で通過障害を解除した外傷性小腸壁内血腫の1例．日臨外会誌 77; 2728–2732, 2016.

Summary

Jejunal Intramural Hematoma in Anticoagulant Ileus, Report of a Case

Satoshi Shinozaki[1,2], Tomonori Yano[2],
Keijiro Sunada, Hironori Yamamoto

A 57-year-old man received warfarin therapy for a history of heart valve replacement. Because of his alcohol dependency, PT/INR (the prothrombin time/international normalized ratio) fluctuated frequently. He was admitted to hospital for persistent abdominal distention and vomiting. The laboratory findings showed extremely prolonged prothrombin time. Contrast-enhanced abdominal CT on admission revealed complete obstruction of the upper jejunum caused by circumferential and homogeneous jejunal wall thickening. Double-balloon endoscopy was performed 5 days after the admission. A selective contrast study of the jejunum revealed the "stack of coins" appearance due to thickened mucosal folds. Direct endoscopy showed a 15-cm circumferential erythematous and edematous jejunal mucosa, and there were black pigmented areas along both the proximal and distal border of the lesion. The patient was diagnosed with anticoagulant ileus.

[1]Shinozaki Medical Clinic, Utsunomiya, Japan.
[2]Department of Medicine, Division of Gastroenterology, Jichi Medical University, Shimotsuke, Japan.

肾移植术后5年霉酚酸酯相关多发性回肠溃疡1例

荒木 宽司[1]

水谷 拓[2]

高田 淳

久保田 全哉

井深 贵士

齐乡 智惠美[3]

宫崎 龙彦

清水 雅仁[2]

摘要●患者是一名50多岁的女性。在她40多岁时患有慢性肾功能衰竭需要透析治疗，最终接受了活体肾移植。移植后，继续使用霉酚酸酯（MMF）、他克莫司进行免疫抑制治疗。移植后约5年，出现每天20次以上的水样腹泻，没有发现血便。症状持续了6个月，在此期间体重减轻了12kg。下消化道内镜检查显示回肠末端多发溃疡，活检组织病理学显示炎症性肠病样浆细胞和淋巴细胞浸润，以及隐窝基底部凋亡小体。排除感染性疾病、淋巴组织增殖性疾病和炎症性肠病后，诊断为MMF相关回肠溃疡。通过减少MMF的剂量，腹泻症状得到改善，内镜检查证实回肠溃疡愈合及瘢痕化。

| 关键词 | 霉酚酸酯（MMF） 回肠溃疡 药物相关性肠炎 肾移植 |

[1] 蘇西厚生会松波総合病院炎症性腸疾患センター
　　〒501-6062 岐阜県羽島郡笠松町田代185-1　E-mail：araara-gif@umin.ac.jp
[2] 岐阜大学医学部消化器病態学
[3] 岐阜大学医学部附属病院病理部

前言

霉酚酸酯（mycophenolate mofetil，MMF）是一种广泛用于器官移植后免疫抑制治疗和狼疮性肾炎治疗的药物。尽管包括腹泻在内的肠道损伤被称为MMF的不良反应，但其临床表现和内镜图像尚未被消化医生广泛知晓。

下面介绍1例肾移植后长期服用MMF的患者发生回肠溃疡伴顽固性腹泻的病例。

案例

患　　者：50岁出头的女性。

主　　诉：腹泻、腹痛、体重减轻。

病　　史：在40多岁发现患有高血压和慢性肾功能衰竭。几年后进行透析治疗。又过几年，她接受了母亲的活体肾脏移植手术。

目前病史：活体肾移植术后5年出现每天20次的水样腹泻。没有发现血便。无发热，腹痛较轻，在自我控制范围内。症状持续约6个月，虽然可以进食，但在6个月内体重减轻了12kg。她被肾移植外科转诊到消化内科进行详细检查和治疗。

初诊口服药物：硝苯地平缓释片（40mg）1T/天，MMF（250mg）4c/天，西曲酸酯（200mg）3c/天，他克莫司（1mg）3c/天，甲泼尼龙（4mg）1T/天，米诺膦酸（50mg）1T/月。最近药物用量没有变化。

家族史：无特殊。

表1 第1次就诊时的检查结果

TP	6.3g/dL	CEA	1.0
ALB	3.8g/dL	CA19-9	5.1
T-Bil	0.4mg/dL	尿蛋白	（＋－）
AST	17 IU/L	尿WBC	（－）
ALT	18 IU/L	尿潜血	（－）
LD	170 IU/L	WBC	8560/μL
ALP	314 IU/L	Neut	81.3%
γ GT	26 IU/L	Mono	5%
AMY	105 IU/L	Lymph	13.4%
CRE	0.97mg/dL	Eosino	0.2%
BUN	19.9mg/dL	Baso	0.1%
UA	7.9mg/dL	RBC	$437 \times 10^4/\mu$L
T-CHOL	163mg/dL	HGB	11.9g/dL
Na	141mEq/L	HCT	37.2%
K	4.0mEq/L	MCV	85.1fL
Cl	108mEq/L	MCH	27.2pg
GLU	105mg/dL	MCHC	32%
CRP	<0.02mg/dL	PLT	$32.8 \times 10^4/\mu$L
IgG	984mg/dL	PT（INR）	0.92
IgA	158mg/dL	APTT	27.4sec
IgM	65mg/dL	FDP	<2.0
ANA	<40倍	D-二聚体	1.2
抗ds-DNA抗体	4		

表2 初诊时以回肠末端疾病状况为目的的检测结果

结核病特异性干扰素 γ（T-SPOT®.TB）	（－）
CMV抗原血症	（－）
他克莫司血药浓度	5.41ng/mL
大便培养	（－）
大便抗酸杆菌培养	（－）
大便结核（AMP）	（－）
大便CD毒素	（－）
便寄生虫	（－）
肾活检	没有排斥结果

生活史：无饮酒或吸烟史。

旅行史：无。

初诊症状：身高150cm，体重34kg，血压136/80mmHg，脉搏80次/min，体温36.5℃，胸部听诊正常，肠鸣音正常，右下腹钝痛但无压痛，无肌紧张，浅表淋巴结可触及，未见水肿。

第1次就诊时的检查结果（表1） 观察到轻度低蛋白血症、肾损害和高尿酸血症。CRP和WBC正常，肿瘤标志物、凝血因子等未见异常。回肠溃疡鉴别诊断试验（表2）中，CMV抗原血症、结核杆菌特异性IFNγ、粪便培养、粪便抗酸杆菌培养、粪便CD毒素试验、粪便寄生虫试验均未见异常。他克莫司谷值浓度5.41ng/mL，肾活检病理未发现排斥反应。

下消化道内镜检查结果（第1次）（图1，图2） 在回肠末端发现多处溃疡性病变。在回肠末端深部，肠系膜附着侧观察到边界清晰、附有白苔和轻度水肿的溃疡（图1a）。在发现溃疡部位更远的末端回肠中发现不规则溃疡，具有部分环状皱襞集中和变形（图1c、d）。虽然在溃疡之间的黏膜中观察到正常的绒毛结构，但也观察到白色溃疡瘢痕，提示急性损伤、慢性损伤和既往损伤的混合。结肠和直肠内镜检查未发现异常（图2）。

活检组织病理学结果（图3）：回肠活检显示以淋巴、浆细胞为主的炎症细胞浸润，隐窝轻度变形。上述表现与MMF相关肠炎的炎症性肠病样组织病理学模式（IBD-like pattern）一致。偶见隐窝基底膜侧出现凋亡小体（图3b）。未查见上皮样肉芽肿，巨细胞病毒（CMV）免疫组化染色未查见病原体。大肠各节段无明显炎症细胞浸润。

根据以上的观察结果以及文献等报告的口服药物肠道伤害的频度，考虑本病例为MMF相关的回肠溃疡和难治性腹泻。由于肾移植后情况良好，MMF没有中断，与肾移植外科商量后，在观察肾活检的病理组织学结果及血液检查结果和消化器官症状的同时，将每天的剂量从1000mg减为500mg。随着MMF的减量，腹泻消失，排便次数变为有形大便，每天3~4次，体重恢复。

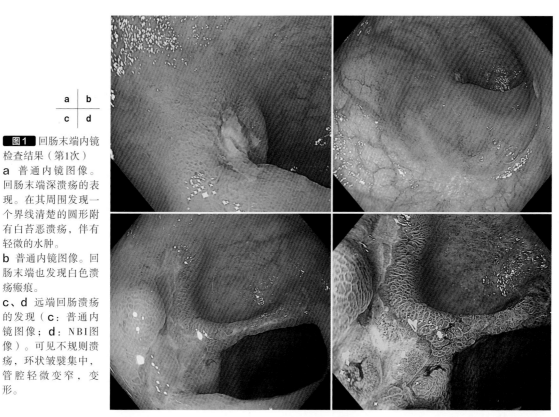

图1 回肠末端内镜检查结果（第1次）

a 普通内镜图像。回肠末端深溃疡的表现。在其周围发现一个界线清楚的圆形附有白苔恶溃疡，伴有轻微的水肿。

b 普通内镜图像。回肠末端也发现白色溃疡瘢痕。

c、d 远端回肠溃疡的发现（c：普通内镜图像；d：NBI图像）。可见不规则溃疡，环状皱襞集中，管腔轻微变窄，变形。

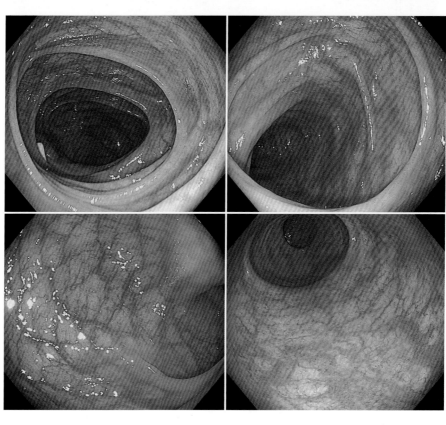

图2 大肠的普通内镜图像（第1次）

a：升结肠；b：横结肠；c：乙状结肠；d：直肠。大肠各节段未见异常。

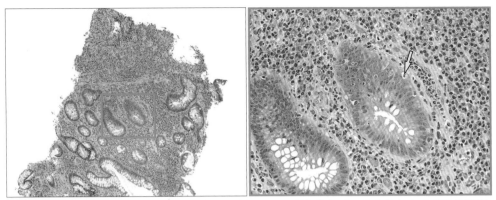

图3 回肠活检组织病理学图像（HE染色）。**a**：低倍放大；**b**：高倍放大（**a**中的绿框部分）。观察到大量炎症细胞浸润，主要是浆细胞和淋巴细胞，并可见隐窝腺体结构轻度变形。在**b**中，黄色箭头指向隐窝基底膜侧的凋亡小体

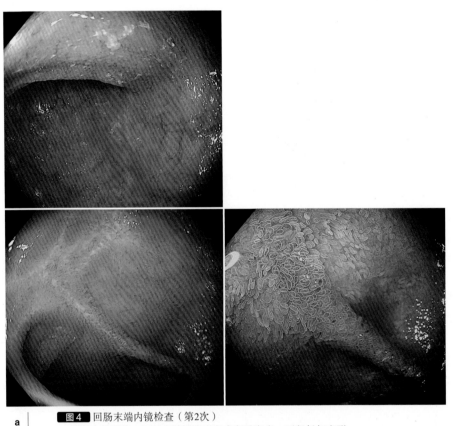

a
—
b | c

图4 回肠末端内镜检查（第2次）
a 普通内镜图像。回肠末端深溃疡变成扁平瘢痕，不留任何变形。
b、**c** 远端回肠溃疡有轻微线性变形（**b**：普通内镜图像；**c**：NBI图像）。

下消化道内镜检查结果（第2次）（图4）

初次就诊 10 个月后，进行了下消化道内镜检查。回肠深部溃疡为扁平瘢痕，回肠远端溃疡为瘢痕，皱褶集中，轻微变形。

根据内镜和病理检查结果判断以及配合 MMF 减量后发现，患者的临床症状和内镜表现均得到了改善，最终确诊为 MMF 相关回肠溃疡。此后通过调整 MMF 剂量 4 年未见症状复发，

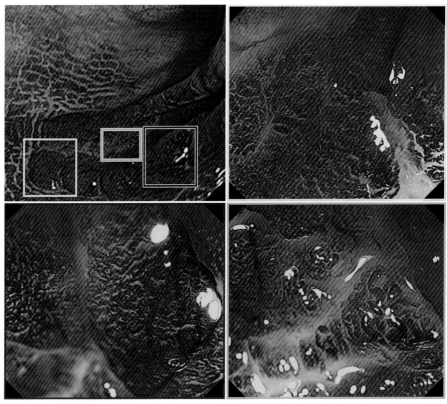

a	b
c	d

图4 直肠病变的结晶紫染色图像
a 未放大的图像。
b a中黄框部分的强放大图像。
c a中红框部分的强放大图像。
d a中蓝框部分的强放大图像。

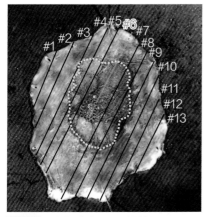

图5 取材标本分割图（映射）。Ⅱ型pit用黄色虚线表示，锯齿Ⅳ型pit用红色虚线表示。图6为绿色虚线处的组织病理学图像

观察到清晰的腺腔锯齿状结构（**图6b**），而中层和深部基本呈腔面平滑的线形管状结构，部分隐窝扩张和轻度不规则分支（**图6c**）。在Ⅳ型 pit 部分表层的绒毛状增生明显（**图6d**）。在整个病灶中未见支持 TSA 的异位隐窝（ectopic crypt formation）、胞质的嗜酸性变化以及深染笔杆样核（pencil–like nuclei）等。在进行分子病理学检测前的形态学诊断为具有锯齿状结构的管状腺瘤。

免疫组化染色结果（图7） Ki–67 阳性细胞集中在Ⅱ型 pit 处的黏膜中层，即锯齿状表面结构的下方，很少表达于腺体底部。在Ⅳ型 pit 处，Ki–67 阳性细胞的分布略微向表面和深部扩展，但没有明显的自上向下 top–down 或由下而上 bottom–up 的表达模式。CK20 阳性

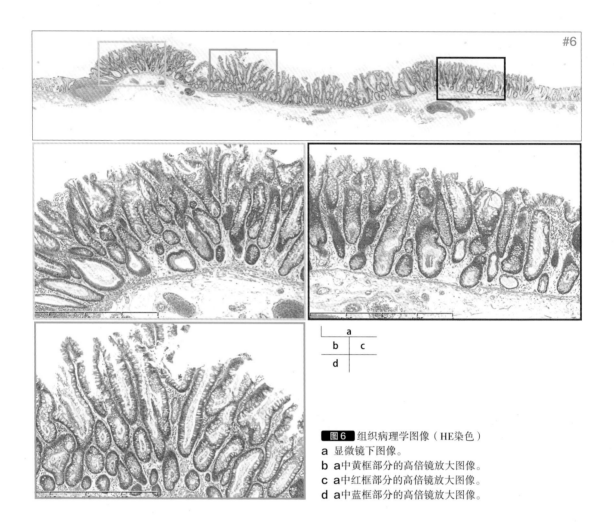

图6 组织病理学图像（HE染色）
a 显微镜下图像。
b a中黄框部分的高倍镜放大图像。
c a中红框部分的高倍镜放大图像。
d a中蓝框部分的高倍镜放大图像。

细胞局限于黏膜表层附近。黏液表型分析显示病变区主要由 MUC2 阳性的细胞组成，在Ⅳ型 pit 处观察到 MUC2 的弥漫强阳性表达，提示腺体产生大量肠型黏液。Ⅱ型 pit 中未观察到 MUC5AC 阳性，但在Ⅳ型 pit 处的黏膜表层可见阳性。在整个病变中未观察到 MMR 相关蛋白 MLH1、MSH2、MSH6、PMS2 的表达缺失。

分子病理学发现（表1） 分别从背景黏膜、平坦隆起处以及中央隆起处取样进行分子遗传学分析。在病变区检测出 KRAS 突变未见 BRAF、TP53 突变 CIMP 低，SMOC1 在Ⅳ型 pit 区中的甲基化水平要高于Ⅱ型 pit 区。

结果分析

在大肠的锯齿状病变中，HP 和 TSA 被认为是左半结肠最常见的病变。但在临床实践中，左半结肠出现不属于 HP 或 TSA 的锯齿状病变并不少见，提示可能存在现有诊断概念无法分类的病变。

2017 年，美国国家癌症中心发现了一组难以与管状腺瘤和锯齿状病变鉴别的病变，称为 SuSA。大多数 SuSA 在肠镜下表现为小的无蒂病变，最常见于乙状结肠或直肠。Hashimoto、Sekine 等报道其病理学特征为在直管状的管状腺瘤样成分表层发生锯齿状变化，肿瘤细胞呈立方状，核均质，位于隐窝基底侧，缺乏 TSA

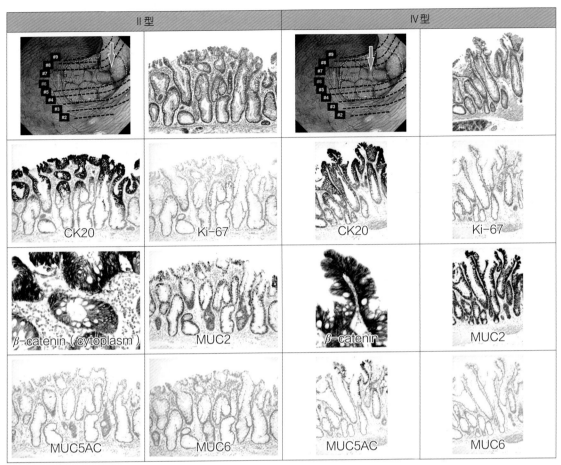

图7 免疫组化染色

显示了绿色箭头指示部分的免疫组化染色图像。

表1 遗传分析

	突变			甲基化		
	KRAS（%）	BRAF	TP53	CIMP*	hMLH1（%）	SMOC1（%）
①背景黏膜	WT	WT	WT	low	3.6	2.0
②平坦隆起部位	G12D（30.9）	WT	WT	low	2.0	35.4
③中央隆起处	G12D（30.9）	WT	WT	low	2.7	63.5

WT：野生型；G12D：*KRAS* 密码子 12 从甘氨酸突变为天冬氨酸；*：CIMP-high：3～5 个基因座显示甲基化；CIMP-low：0～2 个基因座显示甲基化。

特征的笔杆样核（pencil-like nuclei），浅层表上皮呈簇状和锯齿状。同时缺乏 TSA 中嗜酸性的肿瘤胞质特征，其中一些可能具有绒毛状结构，有时能在深层黏膜中观察到腺管扩张，但不符合 SSL 的诊断标准。上述都是 SuSA 独立的病理学特征，与现有 HP 和 TSA 的形态特征不匹配。免疫组化染色显示 CK20 的表达偏向于黏膜表层，在腺管中层发现具有增殖能力的 Ki-67 阳性细胞。SuSA 常伴有 *KRAS* 突变、*RSPO* 融合 / 过表达等基因异常，因此从分子生物学角度上也被认为是不同于管状腺瘤和锯齿状病变的独立病变。TSA 中可出现 SuSA 成分，且 90% 以上存在 KRAS 突变和 RSPO 融合 / 过表达，所以 SuSA 在组织发生方面与 TSA 有关。Aoki 等报告了在锯齿状病变中 TSA 特异性的甲基化水平增高。SMOC1 甲基化分析显示，甲基化水平从平坦部分逐渐升高，提示该病变可能是 TSA 的前驱病变。然而，由于 SMOC1 的甲基化水平不仅在锯齿状病变中而且在癌症和腺瘤中都很高，因此 SMOC1 甲基化在具有腺瘤和锯齿状成分（如 SuSA）病变中的意义尚不清楚。

本例治疗前放大内镜图像为平坦隆起部 Ⅱ 型 pit 和中央部锯齿 Ⅳ 型 pit 的病灶，怀疑由 HP 引起的锯齿状病变向 TSA 等肿瘤性质更高的阶段移行的可能性。组织病理学发现，平坦隆起处 Ⅱ 型 pit 部分表层呈锯齿状变化，但腺管中层至深部基本结构呈线状和管状，具有 SuSA 的组织病理学特征。在某些情况下，在腺管深部观察到隐窝扩张和腺管轻微横向延伸，需要与左伴结肠发生的 SSL（SSA/P）相区分。腺管组成的细胞是肿瘤性病变，其细胞异型性相当于腺瘤，与 SSL 有区别。中央锯齿 Ⅳ 型 pit 与 Ⅱ 型 pit 相比，乳头状和绒毛状变化较明显，向外生长明显，但其他发现与 Ⅱ 型 pit 差别不大，pit 的变化反映了绒毛发育模式。没有观察到 TSA 的组织病理学特征，如异位隐窝（ectopic crypts）、胞质的嗜酸性变化和笔杆样核。免疫组化染色显示，Ki-67 阳性细胞集中在中层，CK20 表达局限于表层，呈正常的隐窝样分化，具有肠型优势的黏液性状等均与 SuSA 的特征一致。基因分析显示，肿瘤的两个区域为 KRAS 突变阳性和 BRAF 突变阴性，与 SuSA 一致。

在本病例中，内镜发现，整个病变有清晰的锯齿状结构。虽然内镜可见组织病理学图像确认的腺管表层的锯齿状结构，但无法看出腺管中部 - 底部的类似于管状腺瘤的结构。肿瘤直径较大的病灶，并且病灶中央的导管结构与周围不同，因此可以确定作为诊断性治疗切除病灶，但内镜下病变的主体平坦隆起部分很难与 HP 相鉴别。目前尚无关于 SuSA 的详细内镜检查结果的报道，但希望今后能够积累更多的知识，明确 SuSA 与 HP 等现有结肠锯齿状病变的鉴别点，并指定相应的临床治疗指南。

结语

这是 1 例通过放大内镜检查显示清晰的锯齿状结构，但没有发现 3 个现有锯齿状病变的典型表现，另外结合组织病理学和分子生物学分析最后诊断为 SuSA 的病例。

参考文献
[1]Fearon ER, Vogelstein B. A genetic model for colorectal tumorigenesis. Cell 61: 759–767, 1990.
[2]菅井有，山本英一郎，木村友昭，他. 大腸鋸歯状病変の臨床病理と分子異常. 日消誌 112: 661–668, 2015.
[3]Bosman FT, Carneiro F, Hurban RH, et al（eds）. WHO classification of Tumours of the Digestive System. IARC Press, Lyon, 2010.
[4]The WHO Classification of Tumours Editorial Board（eds）. WHO Classification of Tumours, Digestive System Tumours, 5th ed. IARC press, Lyon, 2019.
[5]Hashimoto T, Tanaka Y, Ogawa R, et al. Superficially serrated adenoma: a proposal for a novel subtype of colorectal serrated lesion. Mod Pathol 31: 1588–1598, 2018.
[6]菅井有，山野泰穂，木村友昭，他. 大腸鋸歯状病変の病理診断の課題と将来展望. 胃と腸 54: 1491–1501, 2019.
[7]Aoki H, Yamamoto E, Takasawa A, et al. Epigenetic silencing of SMOC1 in traditional serrated adenoma and colorectal cancer. Oncotarget 9: 4707–4721, 2017.

利用窄带成像（narrow band imaging，NBI）的放大观察对结直肠癌定性诊断的作用很大，但如果使用不当，就无法获得准确的诊断。与胃部肿瘤一样，在结直肠癌的定性诊断上，表面结构和血管结构两者的评估很重要，但与深褐色血管（血管结构）相比，表面结构在散焦的图像上难以判定。不仅是焦点问题，为了评估表面结构，必须将系统结构重点设定为A8。**图1**和**图2**显示了具有不同系统结构重点设定的同一病变的同一部位的放大图像。根据结构重点设定可知，即使聚焦得

很好，也难以诊断表面结构。只有通过正确的结构重点设定进行聚焦放大观察，才能明确诊断表面结构。

这个案例让人感觉遗憾的是，在早期胃癌研讨会上提出时，NBI的结构重点设定不合适。如此珍贵的案例，NBI放大图像的结果却很差，令人大失所望。在使用NBI观察病变时，希望通过正确的结构重点设定聚焦放大观察图像，正确诊断表面结构，根据日本NBI专家组（the Japan NBI Expert Team，JNET）分类，构建新的诊断结果。

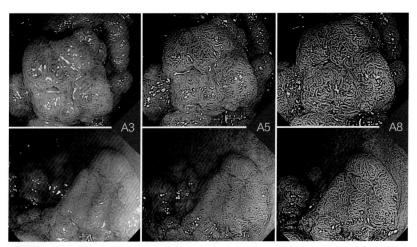

图1 按结构重点设定的NBI放大图像。LUCELA系统（260系列）

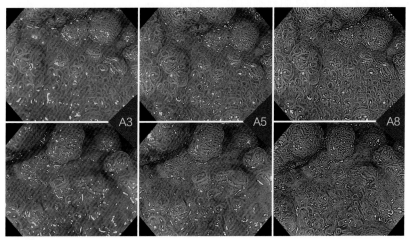

图2 按结构重点设定的NBI放大图像。LUCELA ELITE系统（290系列）

Summary

Case of Superficially Serrated Adenoma (SuSA) , Report of a Case

Masakazu Akahonai[1], Taku Harada,
Haruka Yorozu, Yasuhiro Tachibana,
Hironori Aoki, Tokuma Tanuma,
Toshiya Shinohara[2], Shin Ichihara[3]

We report on a case of SuSA (superficially serrated adenoma) . A man in his 60s was admitted to our hospital for a rectal lesion. Colonoscopy revealed a 20mm white, flat, elevated lesion in the rectosigmoid colon. Under magnifying endoscopy using crystal violet staining, the main flat elevated part showed a II pit pattern, and the central part showed a serrated type IV pit pattern. We histologically diagnosed SuSA, which consisted of straight adenomatous glands and showed serration in the superficial layer. Genetic analysis was performed, and the results were as follows: BRAF mutation negative, KRAS mutation positive, and TP53 negative, with low CIMP (CpG island methylator phenotype) , unmethylated MLH1, and methylated SMOC1 (secreted modular calcium−binding protein 1) .

[1]Center for Gastroenterology, Teine Keijinkai Hospital, Sapporo, Japan.
[2]Department of Pathology, Teine Keijinkai Hospital, Sapporo, Japan.
[3]Department of Pathology, Sapporo−Kosei General Hospital, Sapporo, Japan.

食管胃结合部黏膜下肿瘤 ESD 切除后诊断贲门腺增生 1 例

吉田 尚弘[1]　　津山 翔[2]　　增永 哲平[1]
凑 宏[3]　　八尾 隆史[2]　　土山 寿志[1]

早期胃癌研讨会病例（2019 年 3 月）
[1] 石川县立中央病院消化器内科
　　〒 920-8530 金泽市鞍月东 2 丁目 1
　　E-mail：ynaohiro@ipch.jp
[2] 顺天堂大学大学院医学研究科人体病理病態
　　学讲座
[3] 石川县立中央病院病理诊断科

摘要●患者是一名60多岁的女性。体检EGD显示食管胃结合部黏膜下肿瘤（SMT）样病变，因此转诊至笔者所在医院就诊。EUS显示以第3层为主的低回声层包裹的1cm大小的SMT，其内部不均匀混杂高回声、低回声、无回声结构。ESD一次将病灶全部切除，没有发生并发症。组织病理学显示被纤维间隔包裹增生的固有贲门腺体，诊断为贲门腺增生。贲门腺增生是一种非常罕见的病变，该病例具有临床参考价值。

关键词　贲门腺增生　黏膜下肿瘤　食管胃结合部

前言

　　贲门腺增生是一种非常罕见的病变。本例因体检发现食管胃结合部黏膜下肿瘤（submucosal tumor，SMT），经内镜黏膜下剥离术（endoscopic submucosal dissection，ESD）完整切除，经病理评估诊断为贲门腺增生，以下结合文献进行报道。

案例

　　患　者：60多岁，女性。
　　主　诉：体检时发现异常。没有主观症状。
　　家族史：无特殊。
　　病　史：无特殊。
　　现病史：上消化道内镜检查（esophagogas-troduodenoscopy，EGD）发现 SMT 样病变，转诊至笔者所在医院详细检查治疗。

　　体格检查：身高 150cm，体重 56.7kg，血压 136/85mmHg，脉搏 68 次 /min，体温 36.1℃，神志清楚。眼睑结膜无苍白眼球结无黄染。无心肺异常。腹部平坦，肝脾及肿块未触及。浅表淋巴结不可触及。

　　血液检查结果（表1）　在血液计数和生化检查中没有发现明显异常。CEA、CA19-9 和可溶性白细胞介素 2 受体（sIL-2R）也在正常范围内。

　　EGD 结果　在食管胃结合部发现一个 1cm 大小的黄白色隆起型病变。病灶形状略有不规则，呈 2 段隆起。病灶边界不清，病灶抬高平缓。肿瘤口侧被食管黏膜覆盖，肛侧被胃黏膜覆盖，胃黏膜部分上存在鳞状上皮岛（图1a、b）。在用窄带成像（narrow band imaging，NBI）放大观察中，没有暗示肿瘤暴露的发现（图1c、d）。

内镜超声（endoscopic ultrasonography，EUS）结果 在第3层发现一个1cm左右的肿瘤。肿瘤周围有低回声层，内部高回声、低回声和无回声混合不均匀。肿瘤周围部分低回声层与第2层连续，但不与第4层接触（图2）。

腹部CT结果 肿瘤为胃贲门部的富血供肿块（图3a），并伴有周围淋巴结肿大（图3b）。

治疗前经过 病灶为位于食管胃结合部的SMT，肿瘤顶端有鳞状上皮岛，提示主要病变起源为食管。EUS图像中，肿瘤位于黏膜下层，

表1 血液检查结果

血细胞计数		生化检查	
WBC	8270/μL	TP	6.8g/dL
RBC	434×10⁴/μL	Alb	3.9g/dL
Hb	13.0g/dL	T-Bil	0.5mg/dL
Plt	23.4×10⁴/μL	AST	33U/L
肿瘤标志物		ALT	35U/L
CEA	0.9ng/mL	LDH	194U/L
CA19-9	9.9U/mL	ALP	204U/L
免疫血清检查		γGTP	21U/L
CRP	0.2mg/dL	BUN	16.9mg/dL
sIL-2R	488U/L	Cr	0.47mg/dL
H. pylori抗体	5U/mL	Na	144mEq/L

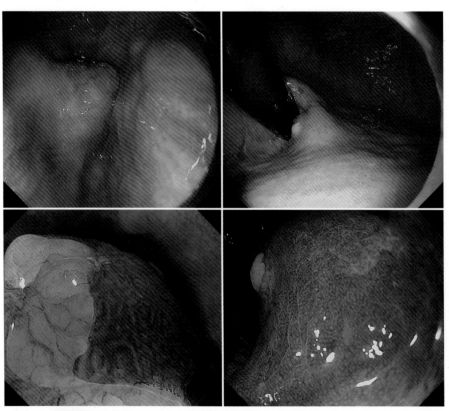

a	b
c	d

图1 EGD结果

a、b 普通内镜图像（白光）。在食管胃结合部发现一个大小为1cm且形状略不规则的SMT样隆起病灶。

c、d NBI放大图像。没有肿瘤暴露的发现。

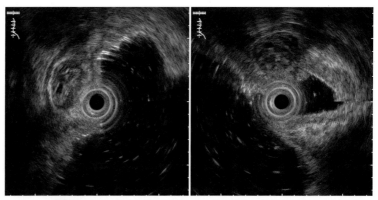

图2 EUS图像。在第3层发现了一个1cm左右的肿瘤。肿瘤周围有低回声层，内部高回声、低回声和非回声混合不均匀

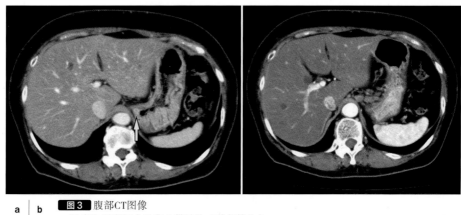

图3 腹部CT图像
a 肿瘤为胃贲门中的富血供肿块（黄色箭头）。
b 周围有肿大的淋巴结。

内部散在无回声的液性成分，因此首先考虑黏膜下异位胃腺和异位胰腺。此外，还需要与源自黏膜肌层的胃肠道间质瘤（gastrointestinal stromal tumor，GIST）鉴别，因为它与黏膜肌层部分连续。腹部增强CT显示肿瘤周围淋巴结肿大，提示该肿瘤可能是引起淋巴结转移的恶性疾病。也考虑过手术切除+淋巴结清扫术，但如果是良性肿瘤，会造成过度侵袭性手术，因此准备明确肿瘤的组织病理学诊断。

内镜超声细针穿刺（EUS-guided fine needle aspiration，EUS-FNA）和黏膜直接切开活检可作为诊断SMT组织病理学的方法，但由于肿瘤内部有不同程度的回声，推测肿瘤的组织病理学图像多种多样，仅凭活检得到的少量标本可能很难做出正确的诊断。由于EUS确定该病变在固有肌层和肿瘤之间具有黏膜下层，因此决定通过ESD进行肿瘤切除以进行可靠的组织病理学诊断。

ESD结果 EUS结果显示，肿瘤下方有黏膜下层，因此通过分离黏膜下层，可以安全地整体切除肿瘤而不会损伤肿瘤或固有肌层（**图4**）。

组织病理学发现 病变在食管胃结合部鳞状上皮下呈SMT样结节状生长，并伴有大量淋巴滤泡形成。病灶呈分叶状，伴有纤维/平滑肌间质，部分腺管扩张，与表层腺上皮相延续。病灶内增生的腺上皮富含黏液，细胞核圆形至卵圆形整齐排列于腺腔基底膜侧，极性保持。

增生腺体位于黏膜肌层上，其内未见覆盖复层鳞状上皮的导管结构，提示病灶源于贲门腺体。部分腺体破裂导致黏液外溢，在扩张的腺管周围见吞噬黏液的组织细胞沉积（**图5**）。

特殊染色 PAS（periodic acid-Schiff）呈阳性，AB 示阴性，提示病灶内腺体产生中性黏液，与贲门腺相似（**图6**）。

免疫染色示病灶内 MUC6 弥漫阳性，而MUC2 和 MUC5AC 阴性。CD3 阳性的 T 细胞和CD20 阳性的 B 细胞分布无异常，Ki-67 染色分布无异常，κ/λ 比例未见异常（**图7**）。

内镜下，病变主体位于远端食管黏膜下，病变的组织病理学与贲门腺一致。病灶主体位于黏膜下层，并与黏膜层内增生的腺体相延续，部分与黏膜肌混合。病灶内单一增生的腺体成分与贲门腺体一致。此外，淋巴滤泡被认为是与黏液外溢相关的非肿瘤性/反应性病变。

随访：既然确认病变为良性，决定对 CT指出的淋巴结肿大进行随访。第一次就诊 1 年后，CT 显示淋巴结病好转。

结果分析

胃增生性息肉主要分为两种：一种是胃底腺的固有腺呈囊状扩张的胃底腺息肉，另一种是胃小凹上皮肿胀、延长、分支增生、细胞内黏液增多的胃小凹上皮型增生性息肉。贲门腺增生极为罕见，在《中央医学》杂志和 PubMed上用关键词"贲门腺增生""贲门腺增生性息肉""cardiac glands hyperplasia"搜索结果，包括本例在内只有 4 例（**表2**）。其存在部位全是食管胃结合部。大体形态均为 SMT 样，病变大小为 6 ~ 30mm。

关于胃增生性病变与癌变的关系，有报告指出，腺窝上皮型增生形成的息肉经内镜切除后，约 2% 的息肉表现合并癌，并且尺寸超过2cm 的病变癌变风险会增高。另一方面，关于贲门腺增生，虽然之前的报道中有 3cm 左右比较大的，但目前还没有证实癌变的报道。不过，由于贲门腺增生的报道很少，目前癌变风险尚

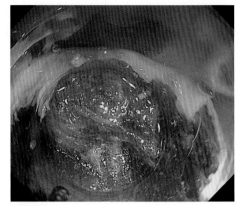

图4 ESD 时的内镜图像。肿瘤下方有黏膜下层，通过分离黏膜下层，可以在不损伤肿瘤或固有肌层的情况下安全地进行完整切除

不明确，希望以后能积累更多经验。

增生性息肉是发生于 H.pylori（Helicobacter pylori）引起的慢性胃炎的背景下，胃底腺息肉是发生在 H.pylori 阴性且胃无萎缩的情况下。4例贲门腺体增生病例肿中有 3 例进行了 H.pylori检查，其中 2 例阳性，1 例阴性。目前还不清楚是否与 H.pylori 感染有关，需要进一步积累病例。

本病例的 EUS 图像与之前报道的不同，从无回声到高回声的多种回声影像混杂在一起。结合组织病理学结果，无回声反映扩张的黏液腺，病灶周围低回声反映黏膜肌层，病灶内低回声反映淋巴滤泡增生，高回声反映增生的贲门腺体。以往报道中未见淋巴滤泡增生的报道，因此认为本例 EUS 回声水平的变异性很大程度上受淋巴滤泡增生的影响。

该病例伴有病灶附近淋巴结肿大。ESD 切除标本中虽然发现淋巴滤泡增生，但不是恶性淋巴瘤，肿瘤整体是贲门腺增生形成的良性病变，因此决定对淋巴结肿大进行随诊观察。随着时间的推移，CT 显示淋巴结肿大有缩小的趋势，可以判断是良性变化。在过去的贲门腺增生的报告中没有提到淋巴结肿大。与之前报道的病例不同，本病变可能与癌变中淋巴滤泡的突出有关，但确切原因尚不清楚。

GIST 临床诊疗指南建议对肿瘤直径小于

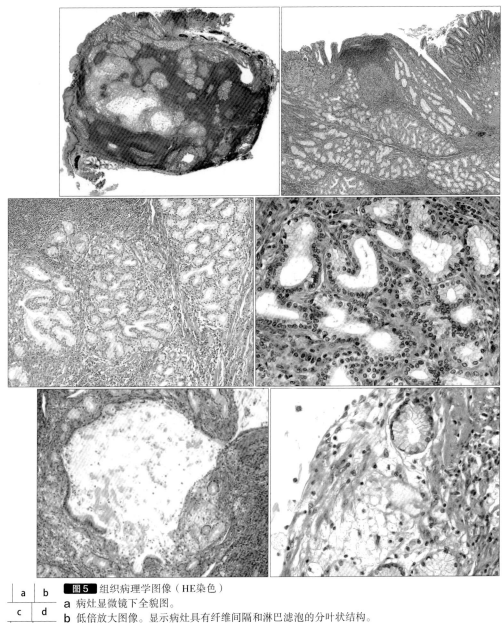

a	b
c	d
e	f

图5 组织病理学图像（HE染色）

a 病灶显微镜下全貌图。

b 低倍放大图像。显示病灶具有纤维间隔和淋巴滤泡的分叶状结构。

c 中倍放大图像。显示病灶内良性的腺管增生。

d 高倍放大图像。增生的黏液腺缺乏异型性。

e 中倍放大图像。囊状扩张的腺管内见黏液潴留伴部分区破裂。

f 高倍放大图像。腺体破裂导致黏液外溢，继发泡沫样组织细胞聚集吞噬黏液。

2cm 且具有恶性发现（溃疡、边缘不规则、肿大）的胃 SMT，推荐进一步的详细检查。本病例为形状不整的 SMT，决定在进一步检查后再确定治疗方法。腹部 CT 显示胃周围淋巴结肿大，此时有进行外科手术的指征，但本病例的治疗方针是确定病理组织学诊断后再确定治疗方法。

消化道 SMT 仅通过常规活检很难得到病理组织学诊断。EUS-FNA 已成为 SMT 组织病理学诊断的标准程序，GIST 临床诊疗指南指

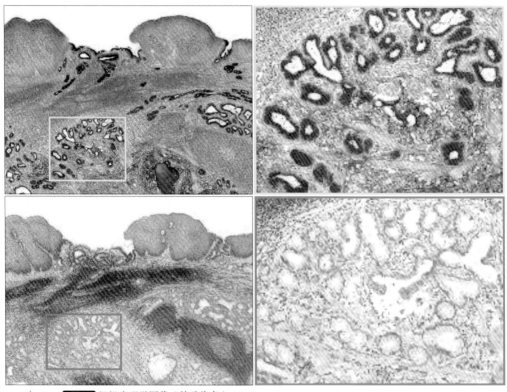

<table>
<tr><td>a</td><td>b</td></tr>
<tr><td>c</td><td>d</td></tr>
</table>

图6 组织病理学图像（特殊染色）

a、b PAS染色（a：低倍放大图像；b：a中黄框部分，中倍放大图像）。PAS染色阳性。

c、d AB染色（c：低倍放大图像；d：c中绿框部分，中倍放大图像）。AB染色阴性。

出EUS-FNA适用于2cm或更大的病变。实际上，EUS-FNA对小于2cm的病变的诊断能力有所下降，对于这种小病变，黏膜切开直视活检法有用，但被采集的活检组织直径平均只有1.9mm。在本病例中，即使是通过黏膜切开活检法也只能采集少量的正常贲门腺体和淋巴组织，推测无法明确诊断贲门腺体增生。

之前报告的3个病例是亚蒂性的，通过息肉切除术完整切除了病变，从而得到了明确的诊断。本病例为无蒂性，不能切除息肉，但从EUS图像判断可以通过ESD进行完整切除，因此进行了ESD明确诊断。如果能满足一次性安全切除的条件，则认为ESD对SMT的诊断是有用的。即使是SMT，根据其肉眼形态和EUS像的综合判断，探讨包括完整切除在内的适当的组织病理学诊断方法是很重要的。

结语

这是非常罕见的贲门腺增生病例。它展现了SMT的形态，并且在EUS中观察到了多种回声图像。虽然仅通过图像很难进行术前诊断，但通过ESD全部切除的病变并进行详细的病理学评估，可以确诊。关于诊断方法和治疗政策，应积累更多的病例进行研究。

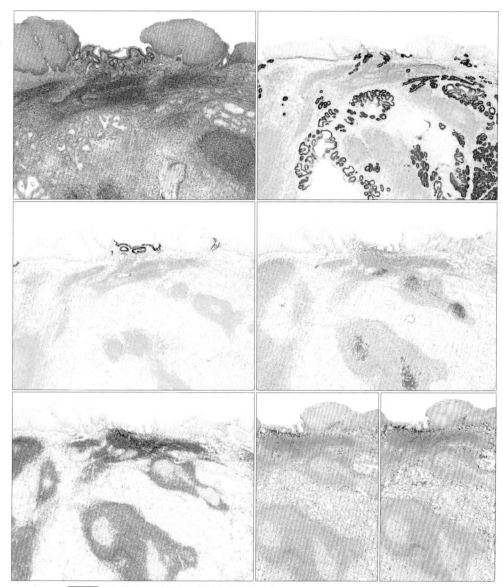

a	b
c	d
e	f | g

图7 组织病理学图像（免疫组织化学染色）

a HE染色图像。

b MUC6弥漫阳性，与贲门腺的阳性模式一致。

c MUC5AC表浅胃小凹上皮阳性，深部增生腺体阴性。

d CD10显示淋巴滤泡的生发中心。

e bcl-2在淋巴滤泡生发中心阴性，生发中心外淋巴细胞阳性。

f κ链分布比例无异常。

g λ链分布比例无异常。

表2 贲门腺体增生报告病例

案例	作者	发表年份	年龄	性别	存在部位	肉眼型	尺寸	*H. pylori*感染	EUS 主座	EUS 内部回声	治疗
1	山际等	1998	75岁	女性	食管胃结合部	SMT亚蒂性	6mm	*n.a.*	*n.a.*	*n.a.*	息肉切除术
2	Nagata等	2005	49岁	男性	食管胃结合部	SMT亚蒂性	30mm	+	2～3层	等回声中有许多无回声	息肉切除术
3	冈等	2010	59岁	男性	食管胃结合部	SMT亚蒂性	30mm	+	2～3层	高回声多无回声	息肉切除术
4	笔者（本病例）	2019	60多岁	女性	食管胃结合部	SMT无蒂性	8mm	−	3层	高回声、低回声和无回声的混合	ESD

n.a.：无法评估；SMT：黏膜下肿瘤。

参考文献

[1]八尾隆史，大倉康男，小池盛雄. 内視鏡医に必要な病理知識. 日本消化器内視鏡学会卒後教育委員会（編）. 消化器内視鏡ハンドブック. 日本メディカルセンター，pp 128–137, 2012.

[2]山際裕史，寺田紀彦. 胃噴門腺過形成ポリープの1例. 消化器科 26: 358–360, 1998.

[3]Nagata S, Tanaka S, Ito M, et al. Cardiac glands hyperplastic polyp of the stomach. J Gastroenterol Hepatol 20: 1461–1463, 2005.

[4]岡志郎，田中信治，毛利律生，他. 胃噴門腺過形成性ポリープの1例. 臨消内科 25: 607–610, 2010.

[5]Daibo M, Itabashi M, Hirota T. Malignant transformation of gastric hyperplastic polyps. Am J Gastroenterol 82: 1016–1025, 1987.

[6]長南明道，望月福治，池田卓，他. 胃過形成ポリープの癌化例の検討. Gastroenterol Endosc 31: 344–350, 1989.

[7]利根幸三，森内昭，谷村晃. 胃過形成性ポリープの癌化例の検討. ENDOSC FORUM digest dis 12: 193–199, 1996.

[8]日本癌治療学会，日本胃癌学会，GIST研究会（編）. GIST診療ガイドライン，第3版. 金原出版，2014.

[9]大嶋隆夫，為我井芳郎，長沖裕子，他. 胃粘膜下腫瘍に対する粘膜切開直視下生検法の有用性について. Pro Dig Endosc 71: 28–33, 2007.

[10]木下幾晴，木下真樹子，上畠寧子，他. 2cm未満の胃粘膜下腫瘍に対する粘膜切開直視下生検法の有用性. Gastroenterol Endosc 57: 1509–1515, 2015.

Summary

Cardiac Glands Hyperplasia of the Esophagogastric Junction, Report of a Case

Naohiro Yoshida[1], Sho Tsuyama[2], Teppei Masunaga[1], Hiroshi Minato[3], Takashi Yao[2], Hisashi Doyama[1]

A 60-year-old woman was referred to our hospital for further evaluation of a submucosal tumor located in the esophagogastric junction. Endoscopic ultrasound examination revealed that a lesion located at layer 3 contained hyperechoic, hypoechoic, and anechoic regions. We performed ESD（endoscopic submucosal dissection）as therapeutic diagnosis, without any complications. Histologically, hyperplasia of the cardiac glands was observed. The lesion was diagnosed as cardiac gland hyperplasia in the esophagogastric junction. Cardiac gland hyperplasia is a very rare lesion and is often difficult to diagnose using small specimens obtained by biopsy. In this case, *en bloc* resection of the lesion using ESD was useful to make an accurate diagnosis.

[1]Department of Gastroenterology, Ishikawa Prefectural Central Hospital, Kanazawa, Japan.

[2]Department of Human Pathology, Juntendo University Graduate School of Medicine, Tokyo.

[3]Department of Diagnostic Pathology, Ishikawa Prefectural Central Hospital, Kanazawa, Japan.

编辑后记

藏原 晃一　松山红十字医院胃肠中心

由于药物发现的快速进展，随着新药的开发和推出，各种药物引起胃肠道疾病的报道不断出现。近年来，由于免疫检查点抑制剂（ICI）引起的胃肠道病变作为免疫相关不良反应（irAE）引起了人们的关注。与分子靶向治疗药物相关的胃肠道病变和青黛引起的缺血性肠道病变也有报道。与传统的药物引起胃肠道病变不同的是，临床情况也出现多样化，包括即使停用致病药物也不会改善的顽固病例。

本书是继本系列 2016 年出版的《药物相关胃肠道病变》后，时隔 4 年出版的药物性胃肠道疾病专题图书，主要关注与 ICI 等新药相关的胃肠黏膜损伤（胃肠道病变），目标是提供基于影像学发现的临床诊断和病理分析的最新信息。企划由清水、八尾和藏原 3 人担任。

在序中，清水的论文概述了从常规药物引起的胃肠道病变到 irAE 的相关内容，并且为了掌握整体情况，从医药品集内列出的每种药物的包装说明书中提取了与胃肠道相关的"副作用"，并总结成表格。表中所记载的药剂之多令人叹服，在确诊消化道病变时，应该时刻考虑与这些药剂有关的潜在可能。先读一遍本书的序，然后再进入主题。

八尾论文的主题是，在概述以往的药剂性病变的病理组织学观察的基础上，总结了目前值得关注的药剂 ICI 和 PPI 引起的消化道病变的病理组织学特征的最新知识。胃肠内镜医生要在精通这些病理组织学特征的基础上，向病理医生传达药物信息。

在梁井的论文中，为了明确 ICI 相关消化道病变的临床特征，以使用纳武单抗或伊匹单抗的病例为对象，探讨了腹泻、大肠炎出现的概率等。在所有的（250 例）患者中，有 27 例（10.8%）出现腹泻，其中 9 例（3.6%）被诊断为结肠炎，伊匹单抗联合 / 序贯组的结肠炎概率比单独使用纳武单抗组明显升高。据报道，9 例结肠炎的内镜检查结果与溃疡性结肠炎的内镜检查结果相似，但仅观察到轻微的异常。这是一篇具有启发性的原创论文，可以说是本书的亮点，我们期待未来有包括治疗和预后在内的大量病例的进一步报道。

迎美幸的论文概述了除 ICI 以外的其他抗肿瘤药物引起的胃肠道损伤。对于 S-1（氟尿嘧啶类口服抗癌药）诱发的肠炎，8 例患者出现回肠末端病变，并展示了精美的内镜下图片。同时论述了伊立替康引起的腹泻、紫杉醇引起的胃肠道穿孔、贝伐单抗引起的胃肠道穿孔、克唑替尼引起的中段食管的食管炎症 / 食管溃疡等。

杉本的论文概述了与青黛相关的肠道病变的不良反应。青黛在日本尚未获得药事批准，但在 UC 病例中有自费处方或自行服用的形式使用情况。在本文中，缺血性肠炎和肠套叠是 UC 患者使用青黛引起的相关肠道病变，给药后发病较早，右结肠多发，停药预后良好，组织病理学显示，在黏膜下层的小静脉中观察到炎症。这是由主要对 UC 患者使用青黛进行前瞻性临床试验的小组撰写的综述性论文，它清楚地展示了"青黛的应用现状"。关于"UC 患者存在在没有经过医疗机构的情况下，凭自己的判断购买并使用青黛的情况，在诊疗这些患者时必须考虑到青黛的不良反应的存在"的号召也是正确的。医生们有必要熟练掌握青黛的相关知识。

作为主题病例内容，2篇论文（池园的论文和吉井的论文）报告了由阿仑膦酸钠（双膦酸盐药物：骨质疏松症治疗药物）引起食管溃疡的病例。如果在老年妇女的中段食管发现环周性食管炎或狭窄，要确认是否口服双膦酸盐类药物。其他方面，还有美沙拉嗪引起的小肠炎导致 UC 患者治疗过程中出现顽固性腹泻 1 例（大谷的论文），服用抗凝剂时小肠壁内血肿发生引起的肠梗阻的病例（筱崎的论文），以及由霉酚酸酯（免疫抑制剂）引起的回肠末端溃疡的病例（荒木的论文）和依维莫司（分子靶标药物）引起的结肠炎 / 结肠溃疡的病例（奥山的论文）。每篇论文都是包含精美的内镜图像且富有启发性的病例报告，与内镜图像一同确认临床经过及病理组织学内容。

临床医生需要更新他们对新治疗药物的作用和定位的知识，但此外，作为胃肠道专科医生，在进行医疗时也要时刻牢记药物引起胃肠道病变的可能性。积累各种病例、发现共性并共享信息非常重要。希望本书内容广为人知，对未来的消化道疾病诊疗工作有所帮助，同时也希望大家能继续传播发表关于药物性胃肠病变多样化的新见解。

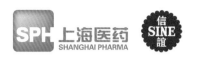
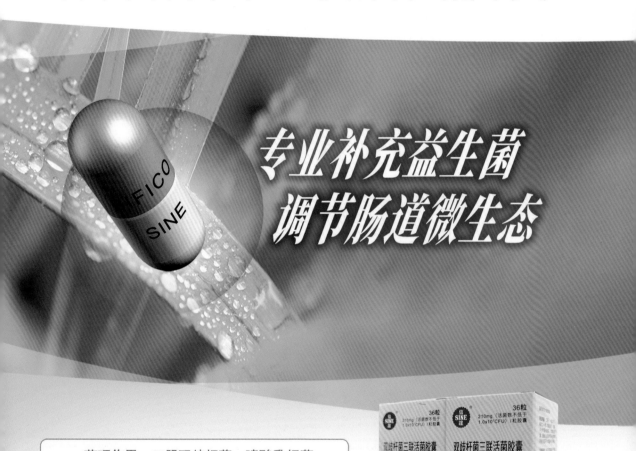

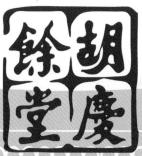
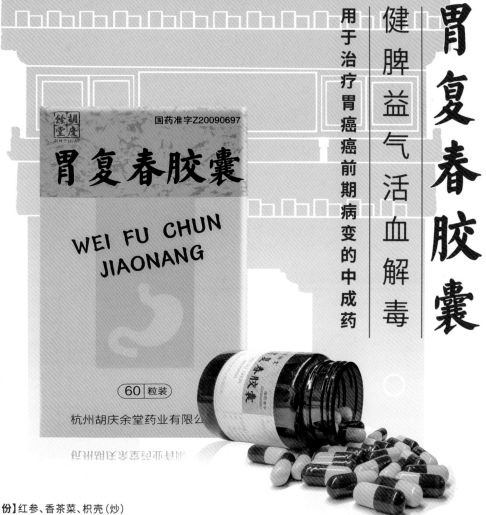

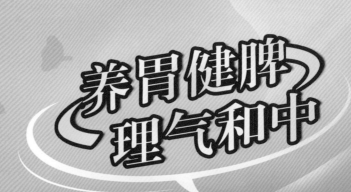
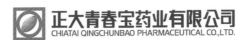